Schwind **Alles im Lot**

Peter Schwind

Alles im Lot

Eine Einführung in die Rolfing-Methode

Mit einem Selbsthilfekurs
von Hubert Godard

IRISIANA

IRISIANA

Hinweis zur Rechtslage

Alle Behandlungsvorschläge, Ratschläge und Hinweise in diesem Buch sind vom Autor sorgfältig geprüft und erprobt worden. Behandlungen am menschlichen Körper beruhen stets auf individuellen Entscheidungen, die in vielen Fällen nur von einem Arzt getroffen werden können. Eine Haftung des Autors bzw. des Verlags für einzelne Fälle ist daher ausgeschlossen.

Die Deutsche Bibliothek – CIP-Einheitsaufnahme
Schwind, Peter:
Alles im Lot : eine Einführung in die Rolfing Methode / Peter Schwind. –
Kreuzlingen ; München : Hugendubel, 2001
(Irisiana)
ISBN 3-7205-2209-1

Umschlaggestaltung: Zembsch'Werkstatt, München,
unter Verwendung eines Fotos von Susanne Kracke
Fotos: Susanne Kracke, München
Zeichnungen: Friederika Riechert, München
Produktion: Maximiliane Seidl
Satz: Impressum, München
Druck und Bindung: Huber, Dießen
Printed in Germany

ISBN 3-7205-2209-1

Inhalt

Vorgeschichte

Die Hände der Frau Delhoume

Es ist fast dreißig Jahre her, dass ich im Süden Frankreichs eine alte Dame kennen lernte, deren Arbeit vieles vorwegnahm, was ich Jahre später in der Rolfing-Methode wieder finden durfte: Frau Delhoume lebte in einem zauberhaften Haus im Vallons des Gardes in der Nähe von Aix-en-Provence. Ich studierte damals an der Universität von Aix und hatte mich bei Frau Delhoume als Student eingemietet. Das Haus lag nicht weit vom Château Noir entfernt, dem Platz, den sich der Maler Paul Cézanne wegen der einmaligen Qualität des Lichts als Aufenthalt gewählt hatte. Zwischen verstreut liegenden Häusern des Vallons des Gardes schlängelte sich eine schmale, kurvenreiche Sandstraße. Ich erinnere mich noch heute an den Anblick des Postautos, das mit rasender Geschwindigkeit über die Sandstraße holperte, laut vor jeder Kurve hupend, bis der Wagen vor unserem Haus zum Stehen kam und der Briefträger die letzten Meter zum Briefkasten zu Fuß heraufsprang.

Eines Tages, als ich den Briefträger auf die Eleganz seiner Bewegungen ansprach, lachte er und erzählte mir die Geschichte seiner rechten Hüfte: Er war wegen großer Schwierigkeiten mit diesem Gelenk schon zeitweise aus dem Postdienst entlassen worden, weil er vor Schmerzen nicht mehr gehen konnte. Er bewegte sich wohl – wie die Orthopäden sagen – auf eine Hüftgelenksarthrose zu. Und Frau Delhoume hatte ihn von diesem Leiden so weitgehend befreit, dass er die Tätigkeit für den Postdienst wieder aufnehmen konnte.

Nun – als angehender Student der Philosophie und Wissenschaftstheorie war ich einigermaßen skeptisch, was derartige Wunderheilungen anging. Aber es gab da auch eine Ecke meines Körpers, die auf ein Wunder wartete: Mein linker Ellbogen quälte mich mit lähmendem Schmerz, wann immer ich Violine spielte. Während mein nüchterner Geist große Zweifel hegte, folgte ich dem Wunsch meines Körpers und erzählte Frau Delhoume meine Geschichte. Es war die Geschichte von unzähligen Stunden des Übens am Musikinstrument, die schmerzhafte Spuren am linken Ellbogengelenk hinterlassen hatten. Kaum hatte ich zu erzählen begonnen, als Frau Delhoume anfing, mich aufmerksam zu mustern. Sie bat mich mein Hemd auszuziehen und auf einem Hocker vor ihr Platz zu nehmen. Ihr erster Kommentar lautete: »Ce n'est pas l'articulation du coude« – es ist nicht das Ellbogengelenk. Und sofort begann sie mit großer Entschlossenheit mit ihren Händen meinen Rücken zu bearbeiten. Sie hatte sich die Hände mit Puder eingerieben. »Das geht nicht mit Öl, weil man sonst die einzelnen Fasern nicht spürt«, kommentierte sie. Ich lag wohlgemerkt nicht auf einem Behandlungstisch, ich saß immer noch auf dem Holzhocker, aufrecht, als würde ich im Orchester Violine spielen. Und die mehr als achtzigjährige Dame bearbeitete mit ihren Händen und Fäusten meinen Rücken, als gelte es, meinen ganzen Körper in eine neue Form zu bringen. Frau Delhoume war stehend gerade so groß wie ich im Sitzen, aber die Qualität ihrer Berührung hatte etwas so Nachhaltiges und Bestimmtes an sich, dass die unterschiedlichsten Schichten meines Rückens angesprochen wurden. Ich bemerkte plötzlich, dass diese Schichten mit anderen Körperteilen in Verbindung stehen, es fühlte sich so an, als würde ein Teil meines Organismus zum Leben erweckt, den ich bisher weggesperrt und vergessen hatte. Aber, so erläuterte sie zwischendurch, das ist alles eine Frage der »Relationen«. Ich wusste nicht so recht, was ich mit diesem Ausspruch anfangen sollte, doch plötzlich bemerkte ich, dass sich auch im Inneren meines Ellbogens etwas zu bewegen begann. Und diese Bewegung stellte sich ein, während Frau Delhoume mit ihren Händen intensiv an meinem Rücken arbeitete, ohne meinen Arm auch nur anzufassen. Die Wurzel meines Übels lag, das meinte sie mit »Relationen«, nicht an einer Stelle, nicht an einer Verspanntheit um das Ellbogengelenk, sondern in der Art, wie sich die einzelnen Körperabschnitte zusammenfügen und bewegen. Und während sie diese Wurzel in den entlegensten Schichten meines Rückens, meiner Schultern und meiner Hüften aufspürte, löste sich nach und nach die Dauerspannung um meinen Ellbogen. Die ganze Aktion dauerte nicht länger als zwanzig Minuten. Am nächsten Tag nahm ich die Violine, um zu sehen, wie es nun mit dem Ellbogen steht. Zu meiner Überraschung waren die Schmerzen wie weggeblasen, und die Art zu spielen, hatte eine Leichtigkeit bekommen, die ich allzu oft mit allzu hartnäckigem Üben verfehlt hatte. Ich probierte den ersten Satz aus einer Mozartsonate und freute mich an der Leichtigkeit, die sich auch in der Bogenführung einstellte. Während ich mich nun vor dem Spiegel betrachtete, konnte ich sehen, dass ich das Instrument nicht mehr mit der Schulter hielt, nein, die Geige ruhte auf dem Brustbein, während sich die linke Griffbretthand und die Bogenführung des rechten Arms zu einer harmonischen Rundung fügten.

Nach diesem Erlebnis beschloss ich weniger und anders Violine zu üben. Ich versuchte immer wieder im Spiegel zu erkennen, was Frau Delhoume an meinem linken Ellbogen verändert hatte. Doch ich konnte an der kritischen Stelle nichts wahrnehmen. Offenbar war es der ganze Bewegungsablauf, der sich gewandelt hatte. Anscheinend hatte die alte Dame die Fähigkeit, von einzelnen Spannungszentren ausgehend, auf ganz andere Körperteile einzuwirken, die sie mit ihren

Händen gar nicht berührte. Sie bearbeitete nicht nur die lokale Spannung, sondern die Art, wie sich Spannung als persönliches Muster der ganzen Person eingeschrieben hatte. Und damit gelang ihr offenbar nicht nur eine Lockerung der Gelenke, sondern auch die Verbesserung der Bewegungsfunktion, der Koordination. Sie behandelte nicht nur den Körperbau, sie übermittelte gleichzeitig neue Bewegungsmuster, ohne viel Worte zu gebrauchen.

Frau Delhoume hatte niemals von Ida Rolf und der Rolfing-Methode gehört. Doch es gab da eine große Gemeinsamkeit, die ich viele Jahre später, als ich meine ersten Rolfing-Behandlungen erlebte, beobachtete. Mein *Rolfer* – so nennt man die Praktiker der Rolfing-Methode – verwendete zwar keinen Puder an den Händen, aber auch er arbeitete mit trockenen Händen ohne Massageöl. Und auch er betrachtete meinen Körperbau vor der Behandlung, als wollte er herausfinden, wie sich die Form von innen zusammensetzt. Und seine Berührung hatte diese Qualität einer spannungslösenden Intensität, die mich an das Erlebnis in Frankreich erinnerte.

Die Geschichte von Frau Delhoume lehrt uns, dass es Vorläufer der Rolfing-Methode gibt. In den unterschiedlichsten Kulturen finden sich immer wieder einzelne Menschen, die mit ihren Händen heilen, die dem Organismus durch Berührung eine neue Ordnung oder Impulse zur besseren Selbstorganisation des Menschen geben.

So arbeiteten vor über hundert Jahren die *Bonesetters* in den Vereinigten Staaten von Amerika und die *Einrenker* in den bayerischen und tirolischen Bergen. Und in Asien hatte sich schon seit vielen Jahrhunderten die Behandlung durch Berührung als wesentlicher Zweig der Gesundheitsvorsorge und der Heilkunst entwickelt.

In Europa und in den USA kam es ab dem ersten Drittel unseres Jahrhunderts zu einer ganzen Welle von Neuansätzen der manuellen Behandlungsformen. Die Arbeit des Begründers der Osteopathie, Andrew T. Still, die Arbeit von Elsa Gindler, die Methoden von F. Alexander und Moshe Feldenkrais und der überragende Beitrag des Begründers der kraniosakralen Osteopathie, William G. Sutherland bestätigen, dass in der neuen Zeit nach neuen Wegen geforscht wird.

Wo steht Rolfing innerhalb dieser Vielfalt? Wo berührt sich diese Methode mit anderen Disziplinen und worin besteht ihre Leistungsfähigkeit und Einzigartigkeit?

Vorliegendes Buch will eine Einführung geben, die Ursprünge des klassischen Rolfings verständlich machen und die Neuansätze der letzten Jahre darstellen. Ich möchte dem Leser damit einen Blickwinkel zugänglich machen, der es erlaubt, den eigenen Organismus besser zu verstehen, eine effiziente Behandlungsform zu begreifen und letztlich einen Weg einzuschlagen, auf dem wir unserem Körper selbst helfen können.

Ausgangspunkt

Strukturelle Integration – Das klassische Rolfing von Ida P. Rolf

Die Begründerin der Rolfing-Methode, die amerikanische Biochemikerin Ida P. Rolf, nannte ihre Arbeit »Strukturelle Integration«. Mit dieser Doppelbezeichnung wollte sie zum Ausdruck bringen, was das Behandlungsziel der Methode ist: Struktur, das ist – vereinfacht gesagt – der Körperbau, die Art, wie sich die einzelnen Körperabschnitte und Bauteile zusammenfügen. Und Integration ist eine Behandlungsform, die sich die Neuordnung dieses Körperbaus zum Ziel gesetzt hat. Um Sinn und Wert dieser Neuordnung zu verstehen, ist es hilfreich einen Ausflug in die Geschichte der Methode zu machen.

Ida Rolf hatte sich viele Jahre mit Yoga beschäftigt. Neben ihrer Tätigkeit als Wissenschaftlerin am Rockefeller-Institut der Columbia-Universität gab sie Yoga-Unterricht. Eines Tages kam es zu einem Vorfall, der sie auf die Idee brachte, ihren Yoga-Unterricht zu erweitern. Eine Klavierlehrerin aus ihrem Bekanntenkreis hatte sich die Hand bei einem Sturz so schwer verletzt, dass sie ihr Instrument nicht mehr spielen konnte.* Ida Rolf bot der Pianistin an, die Hand zu behandeln und erwartete als Gegenleistung Klavierunterricht für ihre Kinder. Es gelang ihr tatsächlich, die Hand der Musikerin so weitgehend von Spannungen und Bewegungseinschränkungen zu befreien, dass diese wieder musizieren konnte. Wie war das möglich?

Unser Bewegungsapparat besteht aus Muskeln, Bändern und Knochen. Es gibt eine vor Beginn jeder Bewegung vorhandene, ständig Schwankungen unterworfene Grundspannung. Es gibt außer dieser Grundspannung aber auch ein zweites Spannungssystem, das Bindegewebe. Dieses Gewebe besteht aus zwei grundverschiedenen Schichten: Aus zähen Kollagenfasern und aus einer flüssigkeitsähnlichen Grundsubstanz. Ida Rolf hatte schon beim Yoga-Unterricht damit begonnen, ihre Schüler zu behandeln. Während der Yoga-Übungen gab sie mit ihren Händen gezielt Druck gegen verspannte Gewebeschichten. Sie beobachtete dabei, dass sich die zähen Bindegewebsschichten bis zu einem bestimmten Punkt formen ließen,

* Die Geschichte wird berichtet in der Einleitung von Rosmary Feitis zu dem Buch: Ida P. Rolf: *Rolfing im Überblick,* Paderborn 1993, S. 14ff.

dass sie sich von den stress- und verletzungsbedingten Fehlformen befreien ließen. Sie beobachtete, dass die Spannung der Muskulatur nicht unabhängig vom Zustand des Bindegewebes ist, dass Muskulatur und Bindegewebe eine Einheit bilden und damit die »formende« Behandlung des Bindegewebes Einfluss auf die Spannung der Muskulatur nimmt.

Im Fall der Klavierlehrerin arbeitete sie erstmals ohne Yoga und konzentrierte sich ausschließlich auf die manuelle Behandlung. Die Behandlungstechnik zielte dabei vor allem auf die so genannten Faszien, die zähen Hüllschichten der Muskulatur, die die Form des Muskels gewährleisten, den Muskel in einzelne Faserbündel unterteilen, in die Sehne weiterführen und mit der ebenfalls bindegewebigen Knochenhaut verbinden. Ida Rolfs Behandlung der Pianistin war die Geburtsstunde der Rolfing-Methode. Aber es sollte noch Jahrzehnte dauern, bis das Rolfing in seiner klassischen Form entwickelt war. Das Rolfing der ersten Jahre war im Grunde eine Art physischer Reparaturarbeit, erst im Lauf der Zeit erweiterte es sich zu jener umfassenden Behandlungsform, die für das klassische Konzept charakteristisch ist. Ein wesentlicher Anstoß in dieser Richtung kam von Fritz Perls, dem Begründer der Gestalttherapie.

Fritz Perls und Ida Rolf trafen sich im legendären Esalen-Institut an der kalifornischen Küste bei Big Sur. Das Institut wurde damals zum Sammelbecken der »Human Potential Movement«. Die kreativen Pioniere neuer Psychotherapien und neuer Körpertherapien hatten erstmals Gelegenheit, ihre Arbeit einer breiten Öffentlichkeit vorzustellen. Und so begegneten sich dort die Kinder der »Flower-Power-Bewegung« mit kreativen Künstlern, mit Wissenschaftlern und Vertretern einer älteren Generation, die vor oder während des Zweiten Weltkriegs aus Europa geflohen waren. Einer dieser Exilanten war Fritz Perls. Er hatte von Ida Rolfs Arbeit gehört und begab sich zu ihr in Behandlung. Perls hat das Erlebnis seiner Behandlungen eindrucksvoll in seiner Autobiografie beschrieben.* Und es ist ihm zu verdanken, dass Ida Rolf, die damals schon siebzig Jahre alt war, begann, ihre Methode systematisch zu unterrichten. Perls sah Rolfing nicht nur als Reparaturarbeit zur Linderung einzelner körperlicher Beschwerden, sondern als umfassendes Behandlungskonzept der Gesamtpersönlichkeit, er sah Rolfing als eine Methode, die sich ausgezeichnet als Ergänzung der von ihm entwickelten Gestalttherapie eignete.

Ida Rolf begann in Esalen das klassische Rolfing, die Behandlungsfolge von zehn einstündigen Sitzungen zu unterrichten. Ende der Sechzigerjahre waren die

* Frederick S. Perls: *In and Out the Garbage Pail,* New York 1969, S. 191ff.

ersten »Rolfer« ausgebildet und wenig später wurde das Rolf Institute als offizielle Ausbildungsstätte gegründet.

Die zehn Standardsitzungen des Rolfings, wie sie Ida Rolf in Esalen und dann am Rolf Institute unterrichtete, sind eine Art systematischer Zusammenfassung ihrer jahrzehntelangen Praxiserfahrung. Dieses »Rezept« einer Behandlungsfolge ist auch heute noch, neben vielen Neuentwicklungen der Methode, die Basis des Rolfings.

Wir müssen uns darüber im Klaren sein, dass die Bausteine dieses »Rezepts« in der Praxis gefunden wurden. Ida Rolf war Wissenschaftlerin, sie arbeitete an einer renommierten amerikanischen Universität während der Zeit nach dem Ersten Weltkrieg. Und das war damals etwas ganz Außergewöhnliches für eine Frau. Sie selbst hat die Chance zum wissenschaftlichen Arbeiten lakonisch damit erklärt, dass der Krieg so vielen jungen Männern das Leben gekostet hatte, dass man nun auch einer jungen Frau die Chance geben wollte. Aber die Entdeckung der Rolfing-Methode verdanken wir nicht nur der wissenschaftlichen Tätigkeit, die Ida Rolf am Rockefeller-Institut ausübte. Wir verdanken sie ihrem praktischen Forscherdrang, der in einem untrüglichen Instinkt für den menschlichen Organismus zum Ausdruck kam. Offenbar hatte sie die Fähigkeit, den menschlichen Körper einfach in die Hand zu nehmen, den Patienten zu fragen: »Fühlt es sich so besser an, oder fühlt es sich anders besser an?«, und aus der Antwort eine neue Behandlungsstrategie zu entwickeln, die die oder der Behandelte als eine Einladung zur Neuentdeckung des eigenen Organismus erlebten. Aus den Antworten der Klienten und aus ihrer untrüglichen Beobachtungsgabe entwickelte sie das »Rezept« der zehn Rolfing-Sitzungen. Es handelt sich also um ein im guten Sinne amerikanisches, ein pragmatisches Konzept.

Bevor wir dieses »Rezept« genauer betrachten, ist es angebracht, einen Blick auf die Überlegungen zu werfen, die grundlegend hinter der Idee der Strukturellen Integration stehen.

Grundlagen Teil I

Das Bindegewebe und seine Bedeutung für die Form des menschlichen Körpers

Die Art und Weise, wie beim Rolfing behandelt wird, zielt auf eine ganz bestimmte Gewebeform, auf das Bindegewebe. Die traditionelle medizinische Anatomie schenkte diesem Gewebetyp ursprünglich nur wenig Beachtung. Seit den Tagen der Renaissance studierte man den menschlichen Körper fast ausschließlich an der Leiche. Um Muskeln, Knochen und Organe klar sehen und dann zeichnerisch darstellen zu können, musste man die zähen Hüllschichten entfernen. Die anatomischen Zeichner erstellten danach ein Bild, das die einzelnen Bauteile ohne die gliedernden und verbindenden Gewebe darstellt. Die meisten anatomischen Lehrbücher liefern deshalb noch heute wenig Auskunft über jene Gewebeschichten, die für eine Rolfing-Behandlung so wichtig sind. Dabei lässt sich sogar an der Leiche beobachten, welch überragende Bedeutung das Bindegewebe hat. Würde man nämlich wirklich alle Bindegewebsschichten vom toten Körper entfernen und alle anderen Bauelemente des Körpers übrig lassen, so würde der ganze Organismus in einem unkenntlichen Durcheinander verschwinden. Und umgekehrt: Würden wir die Muskelfasern, die Knochen, die Organe, das Nervensystem entfernen und nur das Bindegewebssystem zurücklassen, hätten wir noch eine genaue Topografie des Körpers, eine genaue Landkarte des Körperbaus. Wir könnten immer noch finden, wo die Leber und der Magen waren, und welche Form diese Organe zeigen. Wir können sogar noch den Verlauf der einzelnen Nerven anhand der noch vorhandenen Hüllschichten verfolgen. Wir könnten die Körperhöhlungen, den Innenraum des Rumpfs und des Kopfs rekonstruieren, wir wüssten immer noch, wo die einzelnen Knochen hingehören und wie viel Raum sie einnehmen. Es wäre sogar noch möglich, die Ausdehnung der Arme und Beine festzuhalten, da die so genannte Oberflächenfaszie, die unter der Fettschicht der Haut verläuft, uns ein Maß dieser Körperabschnitte hinterlässt. Wir sehen daran, wie allgegenwärtig das Bindegewebe ist.

Um diese Allgegenwart noch besser zu verstehen, brauchen wir den Körper nur in einem zweiten Gedankenexperiment räumlich zu erforschen: Führen wir am Arm oder Bein eine Nadel durch die Haut nach innen, so sticht die Nadelspitze durch die unterschiedlichsten Formen des Bindegewebes: Die Nadel durchdringt die Haut und das Unterhautfettgewebe, dann trifft sie auf die Oberflächenfaszie, die den ganzen Körper wie ein *bodystocking* umhüllt. Führen wir die Nadel weiter nach innen, so treffen wir zunächst auf die Faszie eines Muskels und dann Millimeter für Millimeter auf die einzelnen Unterteilungen, die Muskelfasern zu Untergruppen bündeln und schließlich die einzelne Faser umhüllen; stechen wir die Nadel noch tiefer, so treffen wir auf die weiter innen verlaufende Gesamthüllschicht des Muskels und auf die äußere Hüllschicht des nächsten Muskels. Unsere Nadel legt dann einen ähnlichen Weg zurück, wie wir ihn bereits am erstgenannten Muskel beschrieben haben, das heißt, zunächst durch die äußere Faszienhüllschicht des Muskels, dann durch die inneren Unterteilungen und Hüllen der einzelnen Fasern, bis die Nadel auf die Hüllschicht des Knochens, die Knochenhaut trifft.

Wenn wir das Experiment mit der Nadel am Rumpf wiederholen, durchlaufen wir zunächst ähnliche Schichten. Wählen wir einen Einstichpunkt am Oberbauch unter dem rechten Rippenbogen, so trifft die Nadel, nachdem sie Haut und Fettgewebe durchstoßen hat, auf die Faszienhüllen der Bauchmuskulatur, dann auf die Bindegewebsschicht des Bauchfells, um dann durch die bindegewebige Hüllschicht eines Organs nach innen zu gelangen. Die beiden Versuche mit der Nadel zeigen uns, dass das Bindegewebe den Organismus in ein Labyrinth von Schichten und Kammern unterteilt, dass es damit Grenzen, Begrenzungen, innere Unterteilungen, aber auch Brücken zwischen den funktionellen Einheiten des Körpers gewährleistet. Es gibt da aber noch eine Eigenschaft, die unsere Aufmerksamkeit verdient: Die einzelnen Schichten des Bindegewebes sind in einem Endlossystem miteinander verbunden und können damit Zug- und Druckkräfte über große Distanzen hinweg von einem Körperteil in einen anderen Körperabschnitt übertragen, von der Oberfläche in die Tiefe und umgekehrt, vom Rumpf in die Arme und Beine und umgekehrt, oder – um ein häufig anzutreffendes Beispiel zu nennen – von einer verborgen im Körper liegenden Spannungsecke bis in das Kiefergelenk. Das Bindegewebe schafft innere Brücken vom Scheitel bis zur Sohle, es ist ein dreidimensional verlaufendes Gliederungsnetz, das Muskeln, Organen, Knochen, Gehirn und Nervensystem Halt und Orientierung gibt. Und vor allem die Faszien, die faserigen Hüllschichten der Muskulatur, sind – wie Ida Rolf es nannte – das Organ der Form.*

Wie andere Zellverbände des Organismus hat auch das Bindegewebe die Eigenschaft, sich ständig zu erneuern. Die Gewebeschichten sind einem ständigen Wandlungs- und Erneuerungsvorgang unterworfen. Auch die Knochen, die im Grunde

* Vgl. Ida P. Rolf: *Rolfing – Strukturelle Integration. Wandel und Gleichgewicht der Körperstruktur*, 2. Aufl. München 1997, S. 37ff.

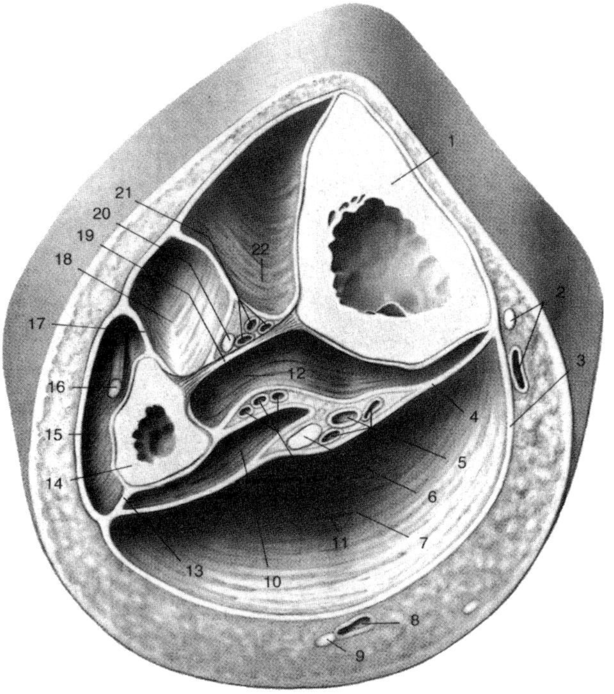

Abb. 1: Der Querschnitt im oberen Drittel eines rechten Unterschenkels zeigt die Konstruktion der formgebenden Faszien. Auf der Darstellung sind zur Verdeutlichung die Muskeln entfernt. Die abgebildeten Faszien und Membranen gewährleisten die innere Form des Unterbeins. Diese Gewebeschichten werden in ihrer ganzen Vielfalt beim Rolfing behandelt. Die tiefe krurale Faszie (**4** *Fascia cruris – Lamina profunda*) und die Zwischenknochenmembran (**19** *Membrana interossea*) spielen dabei eine besonders wichtige Rolle. Sie werden als tiefste Verankerung der Spannungen in die Behandlung mit einbezogen.
Für Liebhaber anatomischer Details: Auf der Abbildung lassen sich folgende anatomische Einheiten erkennen: **1** *Tibia,* **2** *N. saphenus* und *V. saphena magna,* **3** *Fascia cruris (Lamina superficialis),* **4** *Fascia cruris (Lamina profunda),* **5** *Vasa tibialia posteriora,* **6** *N. tibialis,* **7** Loge des *M. flexor triceps surae,* **8** *V. saphena parva,* **9** *N. suralis,* **10** Loge des *M. flexor hallucis longus,* **11** *Vasa peronea,* **12** Loge der *Mm. Flexor digitorum longus* und *tibialis post.,* **13** *Septum intermusculare post. Cruris,* **14** *Fibula,* **15** Loge der *Mm. Peronei,* **16** *N. peroneus superficialis,* **17** *Septum intermusculare ant. Cruris,* **18** Loge des *M. extensor digitorum longus,* **19** *Membrana interossea,* **20** *N. Peroneus profundus,* **21** *Vasa tibialia anteriora,* **22** Loge des *M. tibialis ant.*
(Abb. aus: Rauber/Kopsch, *Anatomie des Menschen. Lehrbuch und Atlas,* hrsg. von H. Leonhardt, B. Tillmann, G. Töndury und K. Zilles, Band I, Stuttgart–New York 1987, S. 148; Abdruck mit freundlicher Genehmigung des Georg Thieme Verlags)

eine Spezialform des Bindegewebes darstellen, nämlich Bindegewebe mit verstärkender Mineralsalzeinlagerung, werden immer wieder erneuert. Ein derartiger Erneuerungsvorgang dauert beim Erwachsenen etwa sieben Jahre.

Betrachten wir beispielsweise den Vorderarm in Hinblick auf diesen Vorgang. Die Muskelfasern sind, wie bereits erwähnt, von faserigen Faszienschichten umhüllt und gebündelt, der ganze Muskel steckt in einem Faszienumschlag, der zur Kraftübertragung mit der Sehne am Knochen, oder genauer gesagt. an der Knochenhaut ansetzt. Der Erneuerungsvorgang des Bindegewebes vollzieht sich nun allerdings nicht unabhängig davon, wie der Vorderarm und die damit verbundenen Körperabschnitte im Alltag verwendet werden. Faszien reagieren in ihrem Aufbau auf wiederholte Kraftübertragung, sie sind nämlich eine Art Hilfsorgan der Muskelkraft. Diese Aufgabe können sie auf Grund ihrer zunächst paradox erscheinenden Doppelfunktion erfüllen: Sie stabilisieren einerseits den Muskel, bündeln seine Fasern und ermöglichen damit die Kraftübertragung auf Sehnen und Knochen, andererseits gewährleisten sie über ihre Scherengitterstruktur und die zwischen den Faszienschichten vorhandene Körperflüssigkeit, dass sich der Muskel bei Beugung und Streckung überhaupt räumlich verändern kann. Faszien ermöglichen damit das Gleiten unterschiedlicher Bauelemente aufeinander, beispielsweise das Gleiten des Schulterblatts auf tiefer liegende Schichten des Rückens, während wir den Arm anheben. Dieses Gleiten ist übrigens auch für Nerven von Bedeutung. Eine Spezialform des Bindegewebes ummantelt den Nerv – bildlich kann man sich das wie die Isolierschicht eines Stromkabels vorstellen – und ermöglicht somit über die allgemein vorhandene Körperflüssigkeit das Gleiten des Nervs zwischen angrenzenden Gewebeschichten. Und auch bei den Organen verhält es sich ähnlich.* Jedes Organ wird von einem speziellen Bindegewebsmantel geschützt. Zwischen den »Organmänteln«, die man sich wie dicht anliegende Plastiktüten vorstellen kann, befindet sich die so genannte Serosaschicht, ein flüssigkeitsähnlicher Gleitfilm, der die physiologisch nötigen Bewegungen der Organe möglich macht. Ohne das Vorhandensein dieser Gleitschicht und ihrer Wechselwirkung mit der Organhülle wäre die Bewegung der Organe während des Atmens nicht möglich.

Wir sehen an den genannten Beispielen, dass das Bindegewebe nur vermeintlich starr und leblos ist. Es ist vielmehr ein sehr dynamischer Gewebetyp, ohne den es weder Fortbewegung noch »innere Bewegung« des Körpers gäbe.

* Vgl. Jean Pierre Barral, Pierre Mercier: *Visceral Manipulation,* Seattle 1988, und Jean Pierre Barral: *Visceral Manipulation II,* Seattle 1989. In beiden Werken findet sich eine genaue Darstellung der für die einzelnen Organe bedeutenden Anatomie des Bindegewebes.

Wir haben die Doppelfunktion des Bindegewebes bereits formuliert: Gleitfähigkeit auf der Basis des Scherengittermusters der Kollagenfasern und der Eigenschaften flüssiger Bindegewebsanteile einerseits, Bündelung von Einzelfasern der Muskulatur, Verbindung und Fixierung andererseits. Diese zweite Funktion, vor allem der Muskelfaszien, ist allerdings nicht unproblematisch. Kommt es nämlich zu starker und einseitiger Beanspruchung einzelner Muskelgruppen, so beginnt sich das umhüllende Bindegewebe zu verstärken. Dieser Vorgang ist für den Organismus notwendig, er dient einer effizienten Kraftübertragung. Leider hat der Körper aber die Tendenz, zu viel des Guten zu tun. Die verdickten Kollagenfasern sind weniger elastisch und enthalten weniger Flüssigkeitsanteile als die ursprüngliche Gitterform, die verdickten Fasern verdrängen einen Teil der für Gleitbewegungen nötigen Flüssigkeitsschicht und die ganze Muskelfaszie beginnt den Muskel in ein enges Gitter zu zwingen und wird somit gleichsam zu einem Korsett des Muskels. Damit wird die Muskulatur in ihrem Gleichgewicht von Beugern und Streckern gestört und das jeweils nächstliegende Gelenk gerät unter mechanischen Druck.

Der hier beschriebene Vorgang läuft in all den Fällen ab, in denen wir unseren Körper in bewegungsarmen Haltungen einzwängen oder immer wieder durch einseitige Bewegungsabläufe überlasten. Aus dem Alltag gibt es zahlreiche Beispiele dafür. Der Briefträger, der viele Jahre die schwere Tasche auf einer Seite trägt, wird irgendwann eine statische Verschiebung zeigen. Er wird eine Schulter stets leicht anheben, um die Tasche zu tragen. Die Grundspannung ganzer Muskelgruppen von Schulter, Nacken und Brustkorb steigt einseitig an, und bis über die Hüften und Beine wird der Körper Ausgleichsbewegungen machen. Schließlich beginnen die Faszien der ständig angespannten Muskeln sich zu verdicken. Der Briefträger wird selbst dann, wenn er schon Jahre im Ruhestand ist und die Tasche abgelegt hat, das eingefahrene Spannungsmuster behalten. Es gibt noch weit eindringlichere Beispiele für dieses Verhaltensmuster: Die alltägliche Bewegungsarmut auf dem Bürostuhl, die stundenlange Tätigkeit vor dem Bildschirm hinterlassen ihre Spuren nicht nur im Spannungsmuster der Muskulatur, sondern auch im Fasernetz der Faszien. Der Vorgang ist immer wieder der gleiche: Wir nehmen wiederholt dieselben Haltungen ein, ohne bewusst zu spüren, wie wir das tun. Wir verlieren die sinnliche Wahrnehmung für den Ausdruckscharakter unserer Aktivitäten. Und unsere wenigen Bewegungsabläufe werden schließlich mechanisch. Wenn dieser Vorgang über lange Zeit abläuft, gerät das Fasziennetz in seiner Doppelfunktion aus dem Gleichgewicht.

Im Grunde ist das ein ganz natürlicher Vorgang: Die Kollagenfasern des Bindegewebes richten sich unter starkem Zug in bestimmte Richtungen aus und werden starrer. Unser Körper kennt dieses Wachstumsverhalten seit der Zeit als wir noch Embryos waren.* Und der Vorgang ist ja auch beim Erwachsenen sinnvoll, um eine Anpassung von Körperform und Kraftübertragung bei gesteigerten Druck- und Zugverhältnissen zu ermöglichen. Aber die Faszien tun eben – wie bereits gesagt – zu viel des Guten. Und so trägt das Bindegewebe, das doch die Form gewährleisten soll, dazu bei, dass der Körper sich verformt und in einzelnen Bereichen unbeweglich wird.

All dies wäre nicht sehr gravierend, wenn der Körper nur seinen eigenen inneren Kräften ausgesetzt wäre, er könnte ja über einige der vielen Selbstregulationsmechanismen die zusätzliche Spannung verringern. Aber die Muskelkraft und die Zug- und Druckkräfte des Körperinneren sind natürlich nicht die einzigen Kräfte, die auf uns wirken, wir schweben nicht im schwerelosen Raum. Es gibt eine ständig wirkende Kraft, die uns von der Geburt bis zum Tod begleitet und die Vektoren aller in uns lebendigen Kräfte in ihrer Richtung und ihrem Ausmaß beeinflusst. Sie wirkt formgebend für unseren Organismus und richtunggebend für unsere Bewegungen: die Schwerkraft.

Wir können ihr nicht entkommen, ganz gleich, ob wir am Computer arbeiten, im Fitnessstudio aktiv sind, spazieren gehen oder uns im Lehnstuhl ausruhen.

Die Bedeutung der Schwerkraft für den Körperbau

Die Lebenswelt unserer modernen Zeit hat für den Menschen grundlegende Wandlungen in Bezug auf den Einsatz des Körpers im Alltagsleben gebracht. Seit den Tagen der industriellen Revolution ist eine Arbeitstätigkeit, die den Einsatz des ganzen Körpers fordert, mehr und mehr an den Rand der Produktion gerückt worden. In den Industriestaaten, die weltweit in ihrer Entwicklung Nachahmung finden, ist selbst die Landwirtschaft durch die Verwendung von Maschinen gekennzeichnet, die nur noch gesteuert werden müssen. Der Alltag ist – ob im Einkaufszentrum oder auf dem Weg zur eigenen Wohnung – mit so vielen Transport-

* Die Art der Kraftübertragung, wie wir sie im Organismus des Embryos beobachten können, ist beispielhaft für die Verhältnisse des dreidimensionalen Aufbaus der Bindegewebsschichten. Im Embryo gibt es im Grunde nur Druck- und Zugkräfte. Diese Art der Kraftübertragung wirkt beispielsweise, wenn durch Knorpelwachstum auf angrenzende Kollagenfasern eine bestimmte, richtunggebundene Ausrichtung der Fasern eintritt und dadurch ein Sehnenansatz entstehen kann. Aber auch im Körper des erwachsenen Menschen gibt es vergleichbare Gegebenheiten: An der Oberfläche übermittelt das Bindegewebe Zug-, in den Körperhöhlungen Druckkräfte.

hilfen, mit Fahrzeugen, Rolltreppen und Aufzügen ausgestattet, dass sich ein kritischer Betrachter fragen mag, ob unsere moderne Welt vor allem eines abschaffen will, nämlich die Bewegung, die doch so kennzeichnend für den Menschen zu sein scheint. Diese Entwicklung, die vor allem durch die Verbreitung des Bildschirms als Arbeitsplatz und des Computers als Arbeits- und Freizeitinstrument eine ganz neue Dimension erhielt, musste zwangsläufig zu einer ganz neuen Körperkultur für die Freizeit führen. Die Fitnesswelle hat in den modernen Staaten alle Schichten erfasst und ist, wie auch immer ein kritischer Betrachter ihre Grenzen sehen will, zu einer Realität geworden, die dem Menschen zumindest für ein paar Stunden nach dem Arbeitstag das Erlebnis gibt, dass er tatsächlich noch einen Körper hat, den er auch beanspruchen und zu Leistungen führen kann.

Nun ist es allerdings eine Illusion zu glauben, dass man die Einflüsse, die von einer einseitigen beruflichen Tätigkeit ausgehen, in einigen Stunden im Fitnessstudio wieder wettmachen könnte. Stellen wir uns das einmal vor: Ein junger Mensch sitzt tagein, tagaus vor seinem Bildschirm, um Software zu entwickeln; in der Freizeit surft er eifrig durch das Internet und am Wochenende ist er selbst – als Fachmann der Branche – noch tätig, um seinen Freunden zu helfen, die als Nichtprofis die Netzwelt weniger gut kennen als er. Vor dem Bildschirm fixiert er die Augen auf diese kleine Fläche, auf der sich Schrift, Linien und Flächen nur wenig bewegen. Er konzentriert sich vor allem auf das, was seine Augen auf dieser Fläche wahrnehmen, und er hat natürlich wenig Neigung, gleichzeitig zu spüren, was mit seinem Organismus passiert. Die vielen Stunden vor dem Bildschirm werden Spuren hinterlassen. Sie werden den Rücken in eine ganz bestimmte Form zwängen, sie werden an ganz typischen Stellen am Übergang zwischen Kopf und Nacken Spannungen erzeugen und sie werden Probleme, die ohnehin im Körperbau vorhanden sind, verstärken.

Es wäre aber naiv zu glauben, dass derartige Probleme im Umgang mit dem eigenen Körper nur in unserer Gegenwart zum Tragen kommen. In allen Phasen der Menschheitsgeschichte war der Körper ganz bestimmten mechanischen Beanspruchungen ausgesetzt, und in mancherlei Hinsicht waren die Belastungen der vorindustriellen Zeit, wie sie die Menschen in weiten Teilen der südlichen Hälfte unserer Welt noch heute zu tragen haben, von zerstörerischer Wirkung. Die Tragik der modernen Industrienationen besteht vielleicht nur darin, dass in einer Gegenwart, in der der Körper endlich sein Recht als Ausdruck der Gesamtpersönlichkeit finden könnte, er gerade bei den Menschen verkümmert, die ihn nicht mehr überlasten müssen. Dauerhafte Nichtbeanspruchung ist ebenso nachteilig für die vitalen Grundlagen des Organismus wie eine ständige Überbeanspruchung. Aber es ist sicherlich ein romantischer Traum zu glauben, dass die so genannte gute alte Zeit frei von Verspannungen war. Es ist vielmehr so, dass jede Zeit, jede Kultur über sozial getragene Formen der Wahrnehmung, des Ausdrucks und der Kommunikation genetisch vorbestimmte Grundformen des Körpers und der menschlichen Bewegung differenziert. So gibt es denn auch kulturspezifische Bewegung und kulturspezifische Verspannung. Und es gibt deshalb auch in so vielen Kulturen ganz unterschiedliche Ansätze, das Problem von zu viel Spannung zu behandeln.

Trotz aller kultureller Verschiedenheit haben die Heilverfahren aber einen ganz allgemeinen Nenner: Schon seit Jahrtausenden versuchten die Heiler sich auf die Problemzonen zu konzentrieren, in denen die Spannung manifest wurde. In der Behandlung ging es immer darum, den Gewebeschichten, die ihre natürliche Elastizität verloren hatten, die ausgewogene Grundspannung zurückzugeben. Dabei betrachtete man den Organismus aus unterschiedlicher Perspektive: Die Kulturen des Ostens sprechen von Energiebahnen, Meridianen, oder von energetischen Punkten und Zentren, die durch gezielte Berührung oder durch das Setzen von Akupunkturnadeln wieder durchgängig gemacht werden sollen. In unserer westlichen Vorstellungswelt nähern wir uns demselben Erscheinungsbild, indem wir einzelne, anatomisch klar abgrenzbare Schichten als verspannt oder bewegungseingeschränkt diagnostizieren und behandeln. So mag ein chinesischer Arzt einen Bandscheibenvorfall als Ausdruck der Schwäche des energetischen Systems beschreiben; ein westlicher Orthopäde diesen dagegen als am Magnetresonanzbild sichtbare Vorwölbung einer mit gallertartiger Flüssigkeit gefüllten Membran benennen. Beide Perspektiven beinhalten natürlich nicht die umfassende Wirklichkeit, sondern beschreiben und erklären lediglich einen Teilaspekt mit Hilfe einer Modellvorstellung: Wir haben einerseits das energetische Modell des Meridiansystems und andererseits das anatomische Modell vor Augen.

Die moderne Wissenschaft konnte in den letzten Jahren zeigen, dass es zwischen dem energetischen Ansatz des Ostens und der anatomischen Analyse des Westens Brücken gibt, die erstmals Grundlagen für eine mögliche wissenschaftliche Bestätigung der Hintergründe der Akupunktur und Akupressur liefern. So konnte Hartmut Heine zeigen, dass die so genannten Akupunkturpunkte keineswegs das Konstrukt fernöstlichen mystischen Denkens sind. Es gelang ihm mit feiner Schnitttechnik unter dem Mikroskop nachzuweisen, dass die Akupunkturpunkte winzige Perforationen der Oberflächenfaszie sind, durch die jeweils ein Gefäß-Nervenbündel durchdringt, das von lockerem Bindegewebe eingehüllt ist. Die Akupunkturpunkte sollten deshalb, wie Heine bemerkt hat, nicht Punkte, sondern Löcher heißen. Tatsächlich lautete die Bezeichnung für Punkt im alten

Mandarinchinesisch *Xuen Wei,* was so viel wie Loch heißt.* Ein derartiges »Loch« kann zwei bis acht Millimeter Durchmesser haben. Der elektrische Widerstand ist dort wegen des durchtretenden Gefäß-Nervenbündels und seiner Mesenchymscheide, dem reinzelligen Gewebe, aus dem sich die Formen des Stützgewebes entwickeln, verringert. Für das westlich anatomische Denken ist es wichtig zu beachten, dass diese Energiepunkte jeweils entlang »fasziomyotendinöser Ketten«** zu finden sind und sich präzise in der Oberflächenfaszie auffinden lassen. Es gibt also tatsächlich Berührungspunkte zwischen dem östlichen Energiemodell und dem westlichen Faszienmodell. Deshalb lassen sich auch ausgehend von beiden Modellen wirksame Behandlungsschritte für das Phänomen Spannung ableiten, und deshalb kann Akupunktur ähnliche Behandlungsresultate wie eine manuelle Behandlung zeitigen. Es ist also wichtig anzuerkennen, dass sich das ganzheitlich energetische Denken des Ostens erstmals analytisch anatomisch einordnen lässt.

Nun sollte man aber nicht verkennen, dass auch diese umfassende Betrachtungsweise, wie wir sie beispielhaft in der chinesischen Medizin finden, trotz aller Ganzheitlichkeit bei der Betrachtung der bei Spannungsphänomen wirksamen Kräfte innerhalb des Organismus bleibt. Das Meridiansystem beschreibt die Phänomene des Körpers in den Grenzen des inneren Kosmos des Individuums. Es entfaltet dabei eine ganz außerordentliche Feinheit bei der Zuordnung einzelner Problemzonen in Bezug auf den Gesamtzustand des Organismus. Es gelingt damit, Erscheinungen, die wir zunächst nur als isolierte Probleme des Bewegungsapparats sehen, in einen größeren Kontext, besonders in den der Organzyklen, einzuordnen. Die Spannung um ein Gelenk ist in diesem Sinn also nicht nur als lokales Phänomen zu werten. Der Schmerz einer Spannungszone wird nicht nur symptomatisch behandelt.

Trotz dieses umfassenden Blickwinkels teilt die Medizin des Ostens aber eine Einschränkung des ganzen Betrachtungshorizonts mit der modernen westlichen Medizin, weil sie – wie bereits erwähnt – die Kräfteverhältnisse des Körpers nicht in Beziehung zu der von außen wirkenden Schwerkraft setzt. Im Westen wie im Osten geht es um eine Sichtweise, die das Phänomen Spannung innerhalb der Grenzen des Körpers des Patienten dingfest machen will. So wird beispielsweise von der westlichen manuellen Medizin die Bewegungseinschränkung eines Wirbelgelenks damit erklärt, dass bestimmte Faserzüge um das Gelenk die Knochen-

* Hartmut Heine: *Lehrbuch der biologischen Medizin. Grundlagen und Extrazelluläre Matrix. Grundlagen und Systematik*, 2. Aufl. Stuttgart 1997, S. 179.

** Hartmut Heine, a.a.O. S. 186.

flächen aufeinander pressen, oder dass ein Mangel an Gleitflüssigkeit eingetreten ist. Diese Betrachtungsweise führt dann zu einem klar anzuwendenden Behandlungsplan. Die unter Dauerspannung stehenden Fasern sollen wieder in Bewegung kommen, und das Gleiten der Gelenkflächen soll sich wieder einstellen. Ein derartiger Behandlungsansatz ist bis zu einem ganz bestimmten Punkt leistungsfähig. Ein Bereich des Organismus, der in Unordnung geraten ist, erhält einen ordnenden oder besser klärenden Impuls. Und sofern der Organismus diesen Impuls zur Reorganisation produktiv umsetzen will, gelingt eine produktive, vielleicht sogar eine dauerhaft heilende Lösung. Nun lebt der Körper allerdings niemals so ganz nach den idealisierenden Modellen des Lehrbuchs. Und deshalb stößt die Wirksamkeit dieses Ansatzes häufig auf Grenzen, sobald der Patient sich von der Behandlungsliege erhebt und ein paar Schritte in sein Leben hinaus macht. Sobald er nämlich aufsteht und umhergeht, wirken nicht nur die Kräfte im Inneren des Körpers auf das betroffene Gelenk, sondern es kommt eine Kraft von außen hinzu, die das Ausmaß und die Richtung der im Körper wirkenden Kräfte erheblich verändert und sogar verfälscht: Diese Kraft ist die Schwerkraft. Auf den ersten Blick könnte man meinen, diese Kraft sei ein zusätzlicher Störfaktor, ein Eindringling, der die anatomische Harmonie um das kritische Gelenk durcheinander bringt. Und es sieht ja in vielen Fällen tatsächlich so aus: Der Patient hat sich auf der Behandlungsliege entspannen können, der Therapeut hat einen klärenden Impuls gesetzt und alles sieht friedlich aus, bis die ersten Schritte erfolgen. Doch die Schwerkraft ist kein Störenfried, sie ist im positiven Sinne viel mehr, nämlich eine ordnende Grundkraft, ohne die ein gegliederter, in unserem Sinne lebensfähiger Organismus für Erdenbürger gar nicht denkbar wäre.

Wie wichtig die Schwerkraft für die äußere und innere Form des Körpers ist, hat sich erst neuerdings durch die Weltraummedizin bestätigt. Sobald die Astronauten mit ihrem Raumschiff aus der Erdanziehung kommen, fehlt die ordnende Kraft, die Schwerkraft. Der Körper tendiert im schwerelosen Raum zur Formlosigkeit, die Organe beginnen ihre Lage in den Körperhöhlungen zu verändern, und die Struktur der Knochen wandelt sich in einem rapid verlaufenden Umbauprozess, falls der Aufenthalt im All über Monate andauert. So verändert sich beispielsweise der Oberschenkelknochen eines erwachsenen Astronauten derartig, dass er nach einigen Monaten im All auf die Stärke eines Fingers schrumpft: Knochen erneuern wie viele andere Gewebeschichten ständig ihre Zellen und benötigen Belastung, um die stabilisierenden Innenverstrebungen zu entwickeln. Die Raumfahrttechnik hat deshalb spezielle Haltekorsette entwickelt, die den Körper wenigstens äußerlich in Form halten.

Es ist Ida Rolfs Verdienst, die Schwerkraft in den Mittelpunkt der Betrachtung der Körperstruktur gerückt zu haben. Sie hat damit die traditionelle Sicht, die den Organismus nur innerhalb seiner eigenen Grenzen untersucht hat, um einen ganz wesentlichen Aspekt erweitert: Der Körper wird in seiner Form und in seinen Bewegungsabläufen in Beziehung zu seiner Umgebung gesetzt. Und dieser Aspekt ist deshalb von so großer Wichtigkeit, weil der Mensch der Schwerkraft ganz besonders ausgesetzt ist, seit er auf zwei Beinen steht und geht.

Solange wir uns als Vierbeiner bewegen, funktioniert der Rücken wie eine zwischen Schultergürtel und Beckengürtel gespannte Plane. Die Wirbelsäule lässt sich bildlich wie eine Wäscheleine veranschaulichen, von der die Bauelemente des Rumpfs hängen. Durch die Bewegung der vier Beine bleiben die Gelenkverbindungen der Wirbelsäule ständig in Bewegung. Die Wirbelkörper sind in federnder Krümmung zwischen den beiden Querachsen von Schulter und Becken eingehängt. Stellt sich durch starke Spannung eine Überlastung einzelner Gelenkabschnitte ein, kann es zu einer Blockierung des Gelenks kommen, das heißt, die Gelenkflächen gleiten nicht mehr frei aufeinander. Diese Blockierung kann sich beim Vierbeiner aber sehr viel leichter von selbst lösen als beim auf zwei Beinen gehenden Menschen: Denn dadurch, dass die Wirbelsäule zwischen Schultern und Becken »aufgehängt« ist, und die Beinbewegung über diese beiden Bewegungsgürtel ständig leichte Drehimpulse in den Rücken gibt, kann sich die Blockierung von selbst lösen. Im Grunde sollte man die Wirbelsäule beim Vierbeiner nicht als Säule, sondern als Wirbelbogen verstehen: Die Krümmung hält sich durch die Rückenstreckmuskulatur und durch federnde Band- und Membranschichten, die antagonistisch gegen die Schwerkraft wirken.

Die Blockierung der Wirbelgelenke ist häufig durch Dauerspannung kleiner Muskeleinheiten und Bänder gehalten. Sobald sich der Vierbeiner fortbewegt, kommt es zu einer leichten Schlangenbewegung im Rücken und damit zu einer passiven Bewegung der kleinen Spannungseinheiten, und das blockierte Gelenk kann sich lösen. Bewegt sich der Vierbeiner schneller, so verstärkt sich die wellenförmige Bewegung auch von der Seite gesehen. Dies lässt sich beispielhaft beim trabenden Pferd sehen: Die Wirbelsäule verhält sich wie eine leicht durchhängende Wäscheleine, die von Schulter und Beckenzone wellenförmige Impulse erhält. Auch diese Impulse gewährleisten, dass die tief liegenden Spannungsmuster des Rückens ständig in Bewegung bleiben. Ein so gebauter Rücken ist im Vergleich zum Rücken des Zweibeiners weniger anfällig für chronische Bewegungseinschränkungen, für Bandscheibenschäden und ganz allgemein für degenerative Veränderung durch Überlastung.

Die Rückenkonstruktion des Vierbeiners gewährleistet auf diese Art bei ganz unterschiedlichen Säugetieren, dass intensivste Bewegungsabläufe auch mit hoher Geschwindigkeit ablaufen können, ohne dass der Körper irgendwo unnötig stark »fest hält«. Die Bewegung einer schnell laufenden Katze sieht deshalb immer fließend und geschmeidig aus, die Motorik der Beine ist vom Rumpf abgefedert, Druck- und Zugkräfte wirken in Mustern, die ständig im Fluss sind und Überlastung an Einzelsegmenten des Rückens in der Starrheit, die für den Menschen charakteristisch ist, erst gar nicht entstehen lassen. Und schließlich kommt bei der Fortbewegung noch eine weitere Bewegungswelle hinzu, die Atmungsbewegung. Durch die gewölbte, horizontale Aufhängung des Rückens zwischen Becken und Schultern geraten die Flanken des Tieres erheblich weniger unter Druck als beim zweibeinigen Menschen. Das Tier kann sich deshalb beim Atmen mühelos seitlich ausdehnen; es schafft sich über die Flankenatmung anstrengungslos Raum für ein gesteigertes Atmungsvolumen, ohne den Bauch allzu sehr nach unten zu wölben.

Noch als Kleinkinder, während wir krabbeln, befindet sich unser Körper in einer vergleichbar entlasteten Position: Die Lendenwirbelsäule hängt, während wir auf allen vieren erstmals das Hüftgelenk aktivieren, wie die schon erwähnte Wäscheleine zwischen Brustkorb und Becken. Die links und rechts abwechselnde Hüftbewegung fördert leichte Drehbewegungen im Bereich der unteren Lendenwirbel, und die Gelenkfugen zwischen Darmbein und Kreuzbein, die beim Erwachsenen so anfällig für Blockierung sind, bleiben ständig in leichter Bewegung, ohne viel unter Druck zu geraten. Das Kleinkind ist deshalb frei von den Problemen im unteren Rücken, die wir beim Erwachsenen so häufig finden; es gibt im Krabbelalter kein überlastetes Kreuz.

Sobald wir beginnen, uns auf zwei Beinen aufzurichten, kommt es zu einer folgenschweren Veränderung: Der Rücken hängt nun nicht mehr zwischen den beiden »Aktionszentren« Becken und Schultern, vielmehr übernimmt er eine hochkomplexe Vermittlungsfunktion zwischen diesen dynamischen Zonen, innerhalb derer die Bewegung der Beine und Arme auf den Rumpf treffen. Diese Vermittlungsfunktion muss der Rücken nun – da der Körper aufgerichtet ist – unter massiver Einwirkung der Schwerkraft leisten. Sobald ein Körperabschnitt allzu sehr von der Lotlinie abweicht, muss ein anderer Körperabschnitt in eine ausgleichende Position ausweichen, weil wir sonst nicht aufrecht bleiben könnten, wir würden zur Seite, nach vorn oder nach hinten stürzen. Es gibt deshalb beim auf zwei Beinen stehenden und gehenden und auch beim auf zwei Sitzhöckern sitzenden Menschen keine Spannung, keine Bewegungseinschränkung und keine Verschiebung, die nur an einer Stelle gegenwärtig ist. Jede Form von Spannung ist in ein Endlos-

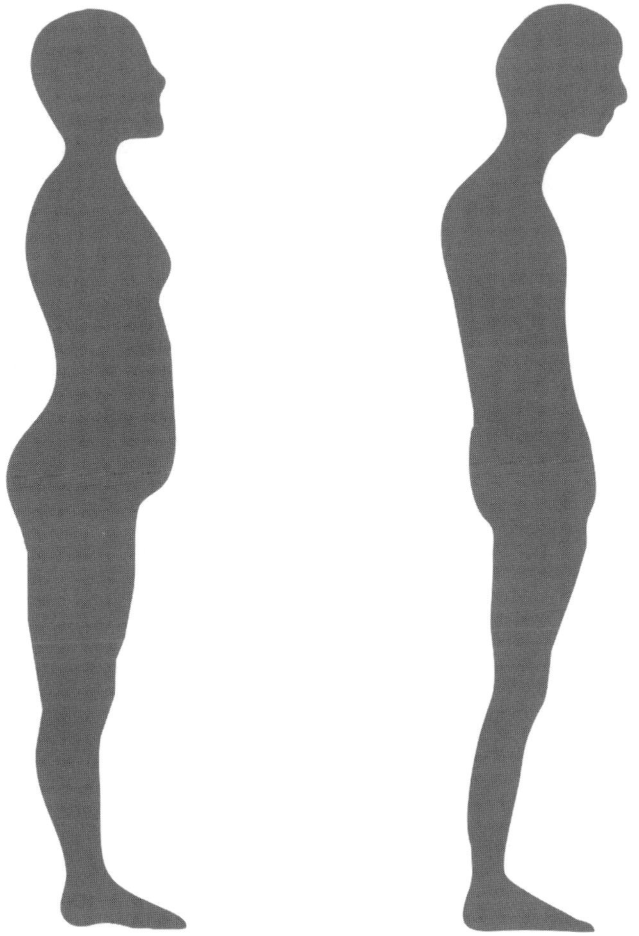

Abb. 2 a, b: Wenn das Becken aus dem Lot gerät, werden wir zur Karikatur unseres Selbst.
Die Abbildung a auf der linken Seite zeigt ein stark nach vorne gekipptes Becken.
Eine leichte Kippung nach vorne ist vorteilhaft, aber bei der extremen Neigung, wie sie auf der Abbildung erkennbar ist, kann das Becken seine Aufgabe als Behälter der Organe nicht mehr gut erfüllen.
Die Abbildung b auf der rechten Seite zeigt ein Becken, das als Ganzes nach vorne verschoben ist und gleichzeitig um die Hüftachse nach hinten kippt.
Diese Struktur ist nur scheinbar entspannt und lässig: Sobald wir uns ausgehend von einer derartigen Haltung bewegen, müssen wir uns zusätzlich anstrengen. Außerdem gerät der untere Rücken, der seine federnde Krümmung verloren hat, stark unter Druck. Der obere Rücken muss an der Stelle, an der der Nacken aus dem Brustkorb kommt, das Gewicht des Kopfes halten.
Es entsteht dadurch Dauerspannung zwischen den Schulterblättern.

system von Ausgleichsspannungen verwickelt. Und diese Verwicklungen lassen sich bis in die entlegensten Winkel unseres Körpers verfolgen.

Die Wissenschaft, die sich mit der Vorgeschichte des Menschen beschäftigt, die Paläoanthropologie, weiß heute, dass unsere Vorfahren schon seit sehr langer Zeit auf zwei Beinen gehen konnten. Im Jahr 1978 stieß die englische Anthropologin Mary Leaky auf einen versteinerten Spurenfund in Tansania. Diese Spuren sind Fußabdrücke von aufrecht gehenden Lebewesen, die über feuchte Vulkanasche gelaufen waren und dabei ihre vorderen Gliedmaßen nicht als Stütze benutzten.* Die Wissenschaftler können heute mit Hilfe moderner Technologie ein genaues Bild davon entwerfen, wie unsere Vorfahren ausgesehen haben, als sie sich auf zwei Beine erhoben. Und es gibt eine ganze Reihe von Überlegungen, die über die Fußabdrücke hinaus Hinweise für den aufrechten Gang geben. So zeigt beispielsweise der Ellbogen eines Lebewesens, das auf vier Beinen geht, immer eine ganz bestimmte Knochenform. Der Oberarmknochen hat eine tiefe Grube für den anschließenden Unterarmknochen, für die Elle, um ein Überstrecken bzw. Einknicken des Gelenks bei Belastung zu verhindern. Diese Knochenform ist bei unseren Vorfahren, die auf zwei Beinen gingen, nicht mehr vorhanden. Die Ellbogengrube ist verschwunden. Stattdessen ist aber das Schienbein unterhalb des Knies beim aufrecht gehenden Wesen wesentlich massiver ausgeprägt als beim Vierbeiner.

In diesem Sinn hat die Paläoanthropologie in den letzten Jahrzehnten eine strenge Logik entwickelt, die mit Hilfe der genauen Auswertung von oft nur wenigen erhaltenen Knochen zur vollständigen Rekonstruktion unserer Vorfahren gelangt.

Der gesamte Knochenbau musste sich für den aufrechten Gang allmählich in seiner inneren Konstruktion verändern: Die Primaten, die sich noch mit den vorderen Gliedmaßen abstützen, zeigen wenig Krümmungen der Wirbelsäule, und ihr Rücken ist flach. Das Kreuzbein und die Darmbeinschaufel sind – verglichen mit dem Menschen – schmal ausgeprägt. Und die Füße des Primaten sind von Muskeln und deren Greiffunktion beherrscht, während die menschlichen Füße einen Umbauprozess während der Evolution durchliefen: Viele Muskelschichten im Fuß unserer Vorfahren wurden durch massive Bänder ersetzt, die die innere Konstruktion unserer Fußgewölbe stabilisieren. Dieser Wandlungsprozess der Körperform manifestiert sich nicht nur in den Gliedmaßen, er ist auch in den tiefsten Schichten

* Meave Leakey, Alan Walker: Frühe Hominiden. *Spectrum der Wissenschaft,* Dossier: Die Evolution des Menschen, Heidelberg o.J., S. 14.

und Höhlungen des Rumpfs sichtbar. So wandert das Hinterhauptloch, die Öffnung durch die die Verbindung von Gehirn und Rückenmark möglich ist, in der Entwicklung zum Zweibeiner mehr und mehr nach vorne.

Wir können aus der Vorgeschichte des Menschen ablesen, dass auch im Langzeitprozess der Evolution des Menschen die Schwerkraft als wichtiger Formfaktor wirksam ist. Auch die ersten Menschen mussten sich im Schwerefeld der Erde aufrichten und bewegen wie wir. Und auch ihr Körper wandelte sich unter dem Schwerkraftdruck in seiner Form, bis hinein in die Spannungszonen der Gewebe und sogar bis in die Dichte der Knochen.

Irgendwie ist es verwunderlich, dass das Phänomen Schwerkraft bei der Betrachtung des Körperbaus bisher so wenig Beachtung gefunden hat. Aber vielleicht ist es tatsächlich so, wie der amerikanische Wissenschaftler Dudley Morton gesagt hat, man kann die Schwerkraft nicht riechen oder materiell greifen und deshalb hat sich die Wissenschaft auch nicht viel darum gekümmert.*

Morton war Anatom und Chirurg und hat viel Arbeit geleistet, um den Einfluss der Schwerkraft auf den menschlichen Körperbau zu dokumentieren. Er lehrte an derselben Columbia University, an der auch Ida Rolf studierte und dann als Wissenschaftlerin über das Bindegewebe forschte. Wir wissen nicht, ob sie Mortons Studien oder diesen Pionier der Schwerkraftforschung sogar persönlich gekannt hat. Die wichtigste Leistung Ida Rolfs war es jedenfalls, das Schwerkraftphänomen nicht nur theoretisch zu betrachten, ihre große Leistung war es, theoretische Überlegungen zum Ausgangspunkt einer völlig neuen Behandlungsdisziplin zu machen. Mortons Gedankengänge über den Einfluss der Schwerkraft auf den Körperbau bezogen sich auf die Art, wie sich der Körper entwickelt. Aber es gibt da noch eine weiter reichende Fragestellung nach der praktischen Umsetzung des Wissens für ein neues Behandlungskonzept. Diese Fragestellung hat Ida Rolf über Jahrzehnte verfolgt. Und sie fand die Antwort in einer ganz eigentümlichen, intensiven Form der Behandlung. Mit dieser Behandlung soll der Körper geformt werden. Er soll durch eine tief gehende, sehr intensive Art der Berührung in seinen tiefen inneren Verbindungen neu geordnet werden, damit die Schwerkraft die einzelnen Körperabschnitte nicht zusammenstaucht, sondern die Aufrichtung des ganzen Körperbaus unterstützt. Von Rolfing-Klienten hören wir immer wieder, wie sie die Behandlung empfinden – das kann sehr unterschiedlich sein. Manche sprechen von einem tief gehenden Druck, den sie als angenehm und spannungslösend wahrnehmen, andere

* Dudley J. Morton: *Human Locomotion and Body Form. A Study of Gravity and Man,* Baltimore 1952, S. 277.

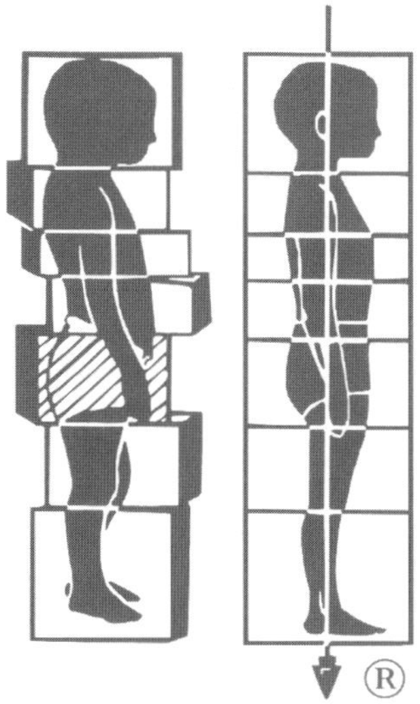

Abb. 3: Das Rolfing-Logo zeigt die Umrisszeichnungen eines neunjährigen Jungen, die vor und nach den zehn Rolfing-Stitzungen gemacht wurden.
Das Schema verdeutlicht, wie die einzelnen Körperabschnitte vor der Behandlung gegeneinander verschoben waren und nach Abschluss der Behandlung ins Lot kommen.

davon, dass sie an tief sitzenden Spannungen einen wohltuenden Schmerz empfinden, und wieder andere erwähnen ein brennendes Gefühl im Bereich der oberflächlichen Faszienschichten, sobald der Rolfer mit intensiv gleitendem Druck vorgeht. Aber alle Klienten bestätigen, dass sie diese Art des intensiven Kontakts bisher nicht gekannt haben.

Die Qualität der Berührung, die Art und Weise, wie Rolfer ihre Hände bei der Arbeit verwenden, scheint demnach das Eigentümliche der Methode auszumachen. Der »Rolfing-Touch« war die große Entdeckung Ida Rolfs.

Es gibt ja zahlreiche Methoden, die sich zur Aufgabe gestellt haben, den Organismus beweglich und vital zu machen. Dass sich der Körper aber auch in seiner sichtbaren Erscheinung deutlich verändern lässt, das ist sicherlich der einmalige und bahnbrechende Erfolg der Rolfing-Methode. Vielleicht begegnen unsere Klienten deshalb so oft einem ungläubigen Lächeln, wenn sie ihren Freunden von dem typischem Wandlungsprozess während der zehn Rolfing-Sitzungen erzählen. Es ist nämlich nicht nur ein Wandlungsprozess im Sinne gesteigerter Beweglichkeit und sinnvoller, wohliger Spannung, sondern zugleich ein innerer Prozess der Formfindung und ein äußerer Prozess der Formveränderung. Für Ida Rolf war es ein Durchbruch, als die erste Polaroidkamera entwickelt wurde. Denn nun konnte sie ihren Klienten unmittelbar nach der Behandlung zeigen, wie Rolfing den Körperbau verändert.

Der Wandel der Körperform wird sichtbar, sobald sich die Hauptabschnitte des Körpers wie von selbst ohne große Anstrengung aufrichten. Dass dieser Vorgang ohne Mühe vonstatten geht, ist dabei von großer Wichtigkeit, denn eine aufrechte Körperhaltung, die von vermehrter Muskelanstrengung erzeugt wird, kann nicht von Dauer sein. Deshalb liegt die wohlmeinende Mahnung mancher Eltern – »Kind, halte dich gerade« – so unendlich daneben und erzeugt nur angestrengtes Festhalten der äußeren Muskelschichten und nicht eine gelöste innere Aufrichtung.

Ida Rolf hat ihre Auffassung von der Neuordnung der Körperstruktur mit einer einfachen Schemazeichnung (Abb. 3) verdeutlicht. Diese Zeichnung ist nach Umrisszeichnungen von Fotos gemacht worden, die vor und nach der Behandlungsserie mit einem etwa neunjährigen Jungen entstanden. Das Schema veranschaulicht Ida Rolfs Grundidee der Aufrichtung der Körperabschnitte entlang einer senkrechten Lotlinie. Man kann auch klar erkennen, wie wichtig für Ida Rolf ein waagrecht ausgerichtetes Becken war.

Das Schema illustriert die Richtung des Wandels, in die jede Rolfing-Behandlung zielt. Aber es sollte nicht als Ideal missverstanden werden. Wir wissen heute vor allem durch die grundlegenden Überlegungen des Schweizer Rolfers Hans Flury, dass die Dinge so einfach nicht sind.* Es gibt ganz unterschiedliche Typen des Körperbaus, und sie alle finden ihre eigene Lösung, mit der Schwerkraft umzugehen. Entsprechend müssen wir auch bei der Behandlung nach individuellen Lösungen suchen.

Die Formbarkeit des Bindegewebes

Wenn man bei einer Rolfing-Behandlung zusieht, fällt einem sofort auf, dass der Rolfer seine Hände in einer ganz eigentümlichen Art und Weise verwendet. Sicher, da gibt es große Unterschiede, aber es gibt auch eine ganz klar erkennbare Gemeinsamkeit unterschiedlicher Behandlungsstile. Diese Gemeinsamkeit kommt darin zum Ausdruck, dass der Rolfer versucht, formend auf das Bindegewebe einzuwirken. Es geht also nicht um Entspannung von Muskeln, es geht – wie Ida Rolf selbst

* Hans Flury hat in den von ihm herausgegebenen *Notes on Structural Integration* (siehe Literaturverzeichnis) mit beachtlicher Konsequenz dem klassischen Rolfing eine neue Kontur gegeben. Einerseits bleiben seine Ausführungen in fast orthodoxer Klarheit auf dem Boden der eigenen Disziplin, andererseits versucht er sehr konsequent die Grundgedanken der Rolfing-Methode gegeneinander zu stellen und auf ihre logische Konsistenz zu überprüfen.

es einmal formuliert hat – darum, den Muskeln ein neues Ordnungsmuster zu ermöglichen. Die Begründerin der Rolfing-Methode hatte als Wissenschaftlerin an der Columbia-Universität über die Eigenschaften des Bindegewebes geforscht. Es war die Zeit nach dem Ersten Weltkrieg, und die Physiologen begannen sich damals für die Rolle der Faszien bei der Übertragung von Erregern aus einem Körperabschnitt in andere Körperabschnitte zu interessieren. Wie gelangen beispielsweise die Erreger aus einem Abszess im Unterkiefer über die Faszienpassagen des Nackens nach unten in den Körper? Welche Aufgabe spielt das Bindegewebssystem für das Funktionieren des Immunsystems? Diese und ähnliche Fragen standen damals im Mittelpunkt des Interesses, als Ida Rolf ihr Augenmerk auf eine spezielle Form des Bindegewebes, auf die Faszien richtete.

Wir haben bereits gesehen, dass die Faszien ein universales Gliederungssystem des Muskelaufbaus sind. Ida Rolf nannte sie deshalb das Organ der Form. Wir haben auch festgestellt, dass all die anderen Bauelemente des Körpers, seien es nun die Organe, die Knochen und sogar die Nervenleitungen, von Bindegewebshüllen ummantelt sind. Und wir wissen, dass sogar im Inneren des Schädels Bindegewebe das Gehirn umhüllt, dass auch das Rückenmark im Inneren des Wirbelkanals eine Hüllschicht besitzt. Diese Hüllschicht des Rückenmarks ist einerseits mit der Hüllschicht des Gehirns über das Hinterhauptloch *(foramen magnum)* verbunden, andererseits verfügt sie über eine Verbindung nach draußen in den Körper, weil die aus dem Wirbelkanal austretenden Nerven ihrerseits eine Hülle haben, die eine Fortsetzung der Rückenmarkshülle darstellt. Bindegewebe ist also tatsächlich in allen Bereichen des Körpers gegenwärtig, von der Oberflächenfaszie bis in die innersten Körperhöhlungen

Ida Rolf beobachtete, dass die unterschiedlichen Formen des Bindegewebes in ganz bestimmter Weise auf Berührung reagieren. Sie sprach von der Plastizität des Bindegewebes, was nichts anderes heißt als Formbarkeit. Sie ging davon aus, dass das Bindegewebe nicht das leblose Material ist, als das es die Anatomen so lange verkannt hatten, dass es gerechtfertigt ist, von Beweglichkeit und von Bewegungseinschränkung, von vitaler Spannung und von Vitalität hemmender Überspannung dieses Gewebetyps zu sprechen.

Man muss sich allerdings darüber im Klaren sein, dass Ida Rolf die Formbarkeit des Bindegewebes nicht aus theoretischen Erwägungen ableiten konnte. Es war die langjährige Praxis, zunächst ihre Tätigkeit als Yoga-Lehrerin und dann die Anwendung ihrer neuentwickelten Methode, die sie zu der Annahme führte, dass sich die Spannungsmuster dauerhaft verändern lassen. Es wurde mir nicht von Gott eingegeben, ich musste es in harter Arbeit selbst herausfinden, pflegte sie zu sagen.

Wie sich die Formbarkeit des Bindegewebes manifestiert, lässt sich am besten mit Hilfe der inneren Wahrnehmung des Klienten beschreiben. Diese subjektive Erfahrung gibt einen ersten Anhaltspunkt für das, was die für Rolfing typische Berührung mit unserem Gewebe macht.

Ich erinnere mich an die ersten Rolfing-Behandlungen, die ich vor langer Zeit erfahren hatte. Mein Rolfer, Lloyd Kaechele, sprach kaum ein Wort während der Rolfing-Sitzungen. Er war vor seiner Ausbildung zum Rolfer Wissenschaftler bei der amerikanischen Raumfahrtbehörde gewesen, hatte seinen Doktor über Materialtechnik geschrieben und war, nachdem er in einem Kaffeehausgespräch von Rolfing gehört hatte, zu Ida Rolf in Behandlung gekommen. Die Erfahrung war für ihn so überwältigend, dass er, der nüchterne Wissenschaftler, den großen Sprung in eine andere Berufswelt machte: Er ging als einer der Ersten bei Ida Rolf in die Lehre, besuchte die Unterrichtsklassen am Esalen-Institut und wurde einer der ersten Certified Rolfer, wie die Praktiker der Rolfing-Methode fortan genannt wurden.

Bevor ich zu Lloyd in Behandlung kam, hatten mir Freunde erzählt, dass Rolfing furchtbar wehtue. Ich kam deshalb mit sehr gemischten Gefühlen zum ersten Behandlungstermin. Was ich dann spürte, war aber etwas ganz anderes als die Schmerzen, von denen meine Freunde gesprochen hatten.

Mein Rolfer hatte mich zunächst gebeten, mich bis auf die Unterhose auszuziehen, und forderte mich auf, im Raum auf und ab zu gehen. Zwischendurch sollte ich stehen bleiben, er musterte mich aufmerksam und freundlich, betrachtete mich von allen Seiten und forderte mich schließlich auf, in Rückenlage auf dem massiven Behandlungstisch Platz zu nehmen.

Der Moment der ersten Berührung ist mir unvergesslich. Ich lag rücklings auf dem Tisch. Lloyd beugte sich über mich und berührte mit seinen Händen meinen Rippenbogen genau an der Stelle, wo der Bauchraum auf den Brustraum trifft. Sogleich spürte ich etwas von der eigentümlichen Qualität dieser Berührung. Dies hat wirklich nichts mit Massage im herkömmlichen Sinn zu tun, konnte ich gerade noch denken, und im selben Moment trat eine tiefe Entspannung meines inneren Zustands ein: Es war so als würde ich, während die Hände des Rolfers an meinem Brustkorb intensiven Druck gaben, auf eine innere Reise in meinen Organismus gehen. Diese Reise war zunächst ganz unspektakulär. Es fühlte sich so an, als hätten die Schichten, die Lloyd berührte, eine Bedeutung, es war nicht nur körperliche Spannung, die er in meine Wahrnehmung rückte, es kam – während ich innerlich ganz ruhig blieb – etwas zum Anklang, was hinter der rein physischen Seite der Spannung lag, etwas, was mit meinem inneren Zustand zu tun hatte.

Seine Hände hatten sich nur geringfügig bewegt, ein Zuschauer hätte vermutlich gar nichts gesehen außer einer vorsichtigen, andauernden Berührung, die Kontakt herstellte, etwas abwartete und dann in ein sehr langsames Gleiten an der Körperoberfläche überging. Doch für mich fühlte sich diese Berührung ganz anders an, als das, was man von außen sehen konnte. Der Kontakt schien von der Hautoberfläche durch mehrere Zwischenschichten bis in die Tiefe meines Brust- und Bauchraums vorzudringen. Ich spürte plötzlich, wie eine Schicht unter der Haut mit tief liegenden anderen Schichten verbunden ist, ich spürte, wie sich die Hände des Rolfers nach und nach zwischen Muskelschichten, ja sogar zwischen den Organen hindurchschwindelten, und bemerkte, dass die Berührung an einer Stelle tief innen angelangt war. »Das muss das Zwerchfell sein«, dachte ich und empfand einen eigentümlichen Schmerz. Was ich damals nicht wissen konnte: Der Rolfer war natürlich nicht direkt am Zwerchfell angelangt, er übte vielmehr über die Hüllschicht von Leber und Galle subtilen Druck auf die Verbindung zwischen diesen Organhüllschichten und dem Zwerchfell aus und erreichte damit, dass mehr Raum für das Zwerchfell entstehen konnte.

Die Art dieses Schmerzes war mir überhaupt nicht vertraut, hatte etwas von der Qualität eines »guten Schmerzes«, so als würde sich etwas lösen, das sehr lange fest gehalten war. Ich musste daraufhin spontan einen sehr tiefen Atemzug nehmen.

Der Atem setzte sich wie eine gleichmäßige Welle durch meinen Körper fort, reichte vom Nacken, den oberen Rippen bis tief in den Beckenraum. Ich hatte noch niemals einen solchen Atemzug erfahren. Dies war also Rolfing!

Ich realisierte während der Behandlung, die länger als eine Stunde dauerte, wie sich mein Brustkorb allmählich von den Hüften abhob und wie es plötzlich mehr Raum für meinen Rücken gab. Und als ich schließlich aufstand, kam ich mir ganz leicht, fast schwerelos vor.

Lloyd warf einen prüfenden Blick auf mich, entdeckte offenbar etwas, was ihm nicht gefiel, und sagte zu mir, ich solle mich in einer gekrümmten Haltung auf den Tisch setzen. Er arbeitete jetzt unter Einsatz seiner Fäuste mit sehr energischem Druck an meinem Rücken, während er mich aufforderte, seine Arbeit mit Atem und ganz kleinen Bewegungen zu unterstützen.

Wieder bemerkte ich diese eigentümliche Qualität der Berührung: Sogar die Fäuste des Rolfers konnten in mir das Gefühl wachrufen, als würde mein Gewebe anfangen zu schmelzen. Eigentümlicherweise hatte ich nicht das Gefühl, als würde mit mir von außen etwas gemacht, ich hatte vielmehr den Eindruck, als würde die Berührung meinen Körper freundlich, aber sehr nachdrücklich überreden, dahin zu gehen, wohin er schon lange selbst gehen wollte, eine Form anzunehmen, die ihm eigentlich viel besser entsprach, als das was er mit unnötigen Spannungen fest gehalten hatte. Es wurde mir schon klar, dass diese Verspannungen durch Rolfing nicht weich geknetet wurden, aber ich konnte nicht verstehen, wie das tatsächlich vor sich ging.

Ich stand wieder auf und ging im Raum umher. Etwas hatte sich verändert, irgendetwas, das ich nicht genau beschreiben konnte.

Lloyd hatte zu Anfang der Sitzung Polaroid-Fotos von mir gemacht, auf denen ich sehen konnte, wie ich im Stehen von vorne, von hinten und von der Seite aussehe. Er machte nun nach Abschluss der ersten Behandlung nochmals Fotos und erklärte mir auf den Bildern die Unterschiede. »Siehst du, dass auf den Bildern, die wir nachher gemacht haben, mehr Raum zwischen Brustkorb und Becken ist? Siehst du, dass dein Kopf jetzt eher über dem Rumpf statt davor ist? Nun – ich konnte reichlich wenig von diesen Unterschieden erkennen; allenfalls die Geschichte mit dem Kopf leuchtete mir ein. Ich beschloss, mich nicht viel um diese Bilder zu kümmern, und war froh, dass ich mich besser fühlte.

In den folgenden Tagen kam es mir so vor, als würden sich die Griffe des Rolfers immer noch auswirken. Die Behandlung wirkte nach, zuweilen meinte ich zu spüren, als würde manches nicht mehr so ganz richtig zusammenpassen. – Es war offenbar Zeit weiterzumachen.

Ich ging zum zweiten Mal zu Lloyd. Die Sitzung begann zunächst wie beim letzten Mal: Er analysierte meinen Körper, ließ mich im Raum auf und ab gehen und anschließend auf dem Tisch liegen. Dann aber musste ich selbst sehr aktiv sein. Es war diesmal nicht diese fast meditative Stimmung während der Behandlung eingekehrt wie bei der ersten Rolfing-Sitzung. Es fühlte sich zu Beginn so an, als würde Lloyd den inneren Aufbau eines meiner Fußgelenke fest halten. Währenddessen forderte er mich auf, langsame Bewegungen mit dem Sprunggelenk auszuführen: Zehen nach oben, Fuß nach oben, Fuß nach unten, Zehen nach unten. Er wollte anscheinend erreichen, dass ich durch die Bewegung mich selbst behandle, während er die Art und Weise der Bewegung durch das Festhalten des Gelenks kontrollierte. Was mir damals nicht klar war: Lloyd wirkte mit sehr intensivem Druck auf die Bänder ein, die das Gelenk umfassen und den durchtretenden Muskeln und Sehnen Orientierung geben. Er veränderte den Bewegungsspielraum der Muskulatur, indem er auf den von Bändern vorgegebenen Orientierungsrahmen einwirkte.

Mein Rolfer arbeitete sich dann sukzessive über die Schichten des Unterbeins, des Knies und des Oberschenkel bis zum Becken nach oben. Es war eine richtige Fuß- und Beinsitzung. Und dann widmete er sich wieder dem Rücken. Diesmal saß ich auf einem massiven, schweren Holzschemel. Ich war auch dabei ständig beschäftigt, Lloyds Anweisungen zu folgen, weil er, während er seine Hände mit großem Druck nahe an der Wirbelsäule hatte, offenbar für jede Schicht meines Rückens eine ganz bestimmte Behandlungsposition meines Brustkorbs brauchte. Es ging also wieder nicht nur um die Stellen, an denen er mit seinen Händen etwas berührte, es ging um die ganze Konstruktion und Form meines Brustkorbs. Ich kam mir vor, als sei ich eine Skulptur aus Gewebe und Knochen, an der ein Bildhauer einen zugleich sanften und manchmal sehr intensiven Meißel ansetzte. Ich musste mich langsam nach vorne beugen, wieder zurückkommen, die Füße auf eine ganz präzise Art im Boden verankern, um seinen Händen in meinem Rücken Gegendruck zu geben.

Ich war diesmal nach der Behandlung etwas enttäuscht, weil sich das wohlige Gefühl von der ersten Sitzung nicht eingestellt hatte. Erst am Nachmittag, bei einem Spaziergang, bemerkte ich, dass meine Füße während des Gehens nicht mehr so stark nach außen zeigten. Sie liefen ohne mein Zutun fast parallel nebeneinander. Ich kannte meine Fußabdrücke von winterlichen Waldspaziergängen, ich kannte die Eindrücke der weit nach außen gestellten Füße. Jetzt wurde mir bewusst, dass ich andere Fußabdrücke hinterließ.

Mir wurde etwas beklommen zumute bei der Vorstellung, dass sich etwas so Urpersönliches wie unsere Bewegungsform ändern könnte, ohne dass wir das bewusst kontrollieren. Und als ich eine Woche später zur dritten Rolfing-Sitzung kam, fragte ich Lloyd, ob denn diese Veränderung meiner Füße dauerhaft sei. Er lächelte und meinte: »Das liegt an dir und daran, wie du mit der Veränderung umgehst.«

Es dauerte einige Zeit bis ich mit diesem lakonischen Ausspruch etwas anfangen konnte. Innerhalb einiger Wochen schloss ich die Grundserie der zehn Behandlungen ab. Ich erfuhr, dass jede dieser Sitzungen eigenen Prinzipien folgt, dass manche Passagen des Behandeltwerdens sich wunderschön wohlig anfühlen und andere besonders intensiv, ich bemerkte, dass manche Wandlungen wenig Dauer hatten und andere absolut stabil blieben. Und ich erfuhr auch von den Personen, die vor oder nach meinem Termin behandelt wurden, dass dieses Rolfing bei verschiedenen Menschen ganz unterschiedlich angewandt und deshalb auch sehr unterschiedlich erlebt wird.

Die meisten erzählten mir, dass eine einzige Sitzung der entscheidende Wendepunkt gewesen sei. Und so war es auch für mich. Für mich war es die fünfte Rolfing-Sitzung, während der mein Rolfer an den Schichten des Bauch- und Beckenraums arbeitete. Ich hatte mich nach der Behandlung wieder auf den Weg zu einem Spaziergang gemacht. Plötzlich spürte ich, dass meine Knie wie von selbst nach vorne pendelten, und die Beine insgesamt ohne Widerstand aus dem Becken »flossen«. Von meinem Tai-Chi-Lehrer hatte ich gehört, dass die Beine wie Räder aus dem Becken rollen sollten, dass ich vom Zwerchfell her gehen und von der Ferse her atmen sollte. Dieser Ausspruch machte für mich jetzt plötzlich Sinn.

Nach Abschluss der zehnten Rolfing-Sitzung konnte ich mit Lloyds Antwort auf meine Frage nach der Dauerhaftigkeit der Behandlungsergebnisse etwas mehr anfangen. Es liegt tatsächlich an mir, wie ich mit dem eigenen Wandel umgehe. Der Organismus wandelt sich unter dem geschickten Einsatz der Rolfer-Hände, das Einfühlungsvermögen, die Wahrnehmungskraft und die Sensitivität des Behandlers spielen selbstverständlich eine große Rolle; aber es bedarf auch der eigenen Bewusstheit des Behandelten, um den in den Sitzungen erhaltenen Impuls aufzunehmen und im täglichen Leben weiterzuführen.

Rolfing ist also nicht nur das Handwerk sanft-intensiver Bildhauerarbeit am Körperbau, es funktioniert nur in einem Miteinander. Der Behandler braucht die aktive Mitarbeit des Klienten. Seine Bewegungsmuster und seine Bereitschaft, Aufmerksamkeit für seine Innenwahrnehmung und Außenwahrnehmung einzusetzen, sind von großer Wichtigkeit.

Nach der fünften Rolfing-Sitzung, die mir so wichtig war, bemerkte ich während meines Spaziergangs etwas sehr Eigentümliches: Ich war auf der Münchner Leopoldstraße unterwegs, ich sah die Pappelallee, die Menschen auf den Gehsteigen, hörte den Lärm der Fahrzeuge und roch die Speisen der Restaurants. Aber jede dieser sinnlichen Wahrnehmungen war ein ganz klein wenig anders als gewohnt. Es war so, als wären die optischen Eindrücke klarer in ihren Konturen, die Farben flächiger und der Geräuschteppich facettenreicher geworden. Ich nahm diese Unterschiede als geringfügig, aber doch merklich wahr. Und damit kam mir erstmals die Idee, dass die Neuformung der Körperstruktur mehr als ein rein physischer Umbauprozess sein könnte. Die Grenzen unserer Wahrnehmung sind ja physischer Natur. Und damit kann die Neuordnung tief liegender Muster des Körperbaus und der Bewegung zu einer Neuorientierung der Wahrnehmungsvorgänge beitragen.

Auch deshalb ist die Bewusstheitsschulung als Teil der Behandlung so wichtig. Im Englischen gibt es ein schönes Wort für Bewusstheit, das der große israelische Bewegungslehrer Moshe Feldenkrais als Zentralbegriff seines Arbeitsansatzes gewählt hat: *awareness.* Mit diesem Stichwort ist der Rahmen unserer inneren Erfahrungsbereitschaft abgesteckt. Je mehr wir unser inneres Ohr schärfen für das, was während einer Behandlung geschieht, und je mehr wir mit wachen Augen nach der Behandlung nach draußen blicken, desto erfolgreicher wird der Umbau der Spannungsmuster sein können. Deshalb wählt die Behandlung auch ganz unterschiedliche Situationen und Körperhaltungen. Einmal erfolgt sie in völliger Entspannung, der Klient liegt dabei mit ausgestreckten Beinen auf dem Rolfing-Tisch, ein andermal im aufrechten Sitzen, während die Augen sich für den Horizont öffnen, dann wieder in völliger Ruhe, in einem tranceähnlichen Zustand in Seitenlage, und sogar mitten in laufender Bewegungsabfolge ist sie möglich.

Doch welche objektive Realität des Organismus steht hinter dem, was wir während dieser ganz unterschiedlichen Positionen und Bewegungsabfolgen auf dem Rolfing-Tisch und -Hocker erleben?

Die Bindegewebsschichten sind, wie Ida Rolf beobachtete, formbar. Aber wie kann es zu dieser Formbarkeit kommen, da es sich doch um ungeheuer zähe Schichten handelt? Ein Teil des Bindegewebeaufbaus besteht aus ungeheuer starren Fasern, aus Kollagen, und ein anderer Teil, das Elastin der so genannten Bindegewebsgrundsubstanz, ist hochgradig elastisch. Die Wissenschaft macht die Kombination von Kollagen und Elastin für die mechanischen Eigenschaften des Bindegewebes verantwortlich.* Ist es die Wechselwirkung von Kollagen und Elastin, die die paradoxe Doppelfunktion des Bindegewebes gewährleistet? Auch für die ungeheuer zähen Kollagenfasern gibt es ja einen Restspielraum an Reserveelastizität. Kollagenfasern haben durch Wellung eine Reservelänge über die netzartige Umwicklung mit Elastin. Wirkt der Zugriff der Rolfer auf diese Restlänge des Kollagens und den strukturierten Wassermantel elastinhaltiger Fasern? Jene zunächst paradox erscheinende Aufgabe, die Bauelemente des Organismus fest miteinander zu verbinden und zugleich ihre Bewegungsfähigkeit durch Gleiten zu ermöglichen – ist das eine Folge der Wechselwirkung von Kollagen und Elastin im Bindegewebe? Wirkt der kräftige Zugriff der Rolfer auf die Teile des Bindegewebes, die weniger starr sind als das Kollagen, also auf Schichten wie beispielsweise das *ligamentum nuchae,* das vom oberen Schultergürtel mit Verbindung zu allen Halswirbeln bis an die Schädelbasis verläuft und einen ganz hohen Elastingehalt aufweist? Der hohe Elastinanteil einzelner Schichten könnte erklären, weshalb die Rolfing-Methode an ganz bestimmten Nahtstellen so wirkungsvoll ist, während an anderen Stellen bei Anwendung derselben Technik schlichtweg keine Strukturveränderung eintritt. Wenn dem so ist, so wäre die Rolfing-Methode so etwas Ähnliches wie plastische Chirurgie, die mit bloßen Händen ausgeführt wird.

Oder ist es vielmehr so, dass das Bindegewebe eine eigene Grundspannung, einen Tonus, vergleichbar der Muskulatur, hat?

Wir wissen, dass es sogar bei den als starr geltenden Bändern einzelne gibt, wie beispielsweise das Treitzsche Band, die eine Zwischenstellung zwischen Binde-

* Hartmut Heine, a. a. O., S. 138.

gewebe und Muskulatur innehaben.* Und auch einige Bänder im weiblichen Becken weisen kontraktile Fasern, also Gewebe, das fähig ist, sich zusammenzuziehen, auf, die zu spasmusartigen Spannungen führen können, da sie über eine motorische Nervenversorgung verfügen. Der Anatomieprofessor Staubesand hat erst kürzlich dargestellt, dass bei gewissen Bindegewebsschichten der kruralen Faszie im Unterbein kontraktile Fasern, also muskelähnliche Bindegewebsschichten vorhanden sind, die eine spezielle Nervenversorgung aufweisen.** Es ist vielleicht verfrüht, sehr weit gehende Rückschlüsse aus diesen neuesten Forschungen für das Verständnis des Phänomens »Plastizität des Bindegewebes« zu ziehen. Aber es ist jedenfalls berechtigt, die praktischen Ergebnisse all der Behandlungsmethoden, die sich mit dem Bindegewebe beschäftigen, in neuem Licht zu sehen.

Dass es Verbindungen des Bindegewebes zum Nervensystem, vor allem zum autonomen Nervensystem gibt, steht sicherlich außer Zweifel. Wieweit diese Verbindung eine neue Deutung von Ida Rolfs These über die »Plastizität«, die Formbarkeit der Bindegewebsstrukturen zulässt, ist noch nicht ganz klar, da die Forschungen zu diesem Themenbereich immer noch am Anfang stehen.

Für die wissenschaftliche Anatomie ist das Bindegewebe jedenfalls nicht mehr die leblose, bedeutungslose Hüllschicht, als die man es so lange Zeit eingestuft und verkannt hat. Man entdeckt mehr und mehr, dass das Bindegewebe eine Vermittlungsfunktion wahrnimmt, die sich nicht in der Stabilisierung des Organismus erschöpft, sondern eine wichtige Rolle für die komplexen Steuerungsmechanismen des Nervensystems und des Immunsystems spielt. So wird dieser Gewebetyp mehr und mehr in der Rolle erkannt, die Ida Rolf wegweisend beschrieben hatte, nämlich als Bindeglied zwischen den verschiedenen Systemen des Körpers, ein Bindeglied, das eine bessere Funktion der einzelnen Systeme und eine bessere Interaktion der Systeme miteinander ermöglicht.

* Das Treitzsche Band, das den Zwölffingerdarm mit der oberen Lendenwirbelsäule verbindet, ist ein Mischtyp von Band- und Muskelstruktur.

** Für Leser, die Interesse an Anatomie haben, ist es aufschlussreich, die Forschungen von Prof. Staubesand und Y. Li zu diesem Thema zu studieren. Siehe J. Staubesand, Y. Li: Zum Feinbau der Faszia Cruris unter besonderer Berücksichtigung epi- und intrafaszialer Nerven, *Manuelle Medizin* 34, 1996, S. 196–200.

Das Konzept der zehn Sitzungen

Die Basisbehandlung der Rolfing-Methode

Es gibt für jede Rolfing-Behandlung eine Reihe von klar vorgegebenen Zielvorstellungen, die gleichgültig, ob es um eine einzelne Sitzung oder um eine ganze Serie von mehreren Behandlungsstunden geht, das praktische Vorgehen des Rolfers leiten. Diese Zielvorstellungen orientieren sich an einer umfassenden Sicht des menschlichen Körperbaus und seiner Bewegungsfunktionen. Sie kommen bereits in der ursprünglichen Bezeichnung der Methode zum Ausdruck. Ida Rolf hatte sich anfänglich gegen das Stichwort »Rolfing« zur Wehr gesetzt, sie wollte ihre Arbeit als Strukturelle Integration bezeichnet wissen.

Die Bezeichnung Strukturelle Integration soll darauf aufmerksam machen, dass es in erster Linie nicht darum geht, Symptome zu lindern, sondern darum, dass den Symptomen durch einen Wandlungsprozess des Körperbaus der Boden entzogen wird. Der Begriff Integration bezieht sich auf die Art und Weise, wie sich die Bauelemente des Organismus zusammenfügen.

Im Abschnitt über das Bindegewebe haben wir bereits dargelegt, dass das Bindegewebe eine wichtige Rolle zwischen den verschiedenen Körpersystemen spielt. Es ist das universal gegenwärtige Gliederungsmaterial, das die Bauelemente umhüllt, voneinander trennt und zugleich verbindet. Und damit ist seine Aufgabe noch gar nicht erschöpfend charakterisiert.

Das Bindegewebe erfüllt nämlich in seinen unterschiedlichen Ausformungen eine hochkomplexe Vermittlerfunktion zwischen den einzelnen Systemen des Organismus: Ob es das System der Organe, das muskuloskelettale System, das Lymphsystem, das Nervensystem, das Immunsystem oder das Herzkreislaufsystem ist, alle Systeme treten über die Vermittlerfunktion des Bindegewebes miteinander in Verbindung. Man hat das Bindegewebe deshalb als System der Grundregulation bezeichnet, weil es neben seinen strukturellen Aufgaben auch einen physiologischen Wirkungsradius hat.

Der Schwerpunkt der klassischen Rolfing-Methode liegt auf der strukturellen Sicht, und deshalb sind es vor allem die Faszien und Membranen des Bewegungsapparats, die im Mittelpunkt der Behandlung im Rahmen der zehn Sitzungen stehen. Aber wir müssen uns immer wieder vor Augen halten, dass auch die Welt der Muskeln und Knochen nicht losgelöst von unserem inneren Universum existiert.

Es gibt zahlreiche Brücken, die zwischen dem Bewegungsapparat, dem Organsystem, dem Kraniosakralen System und dem Nervensystem verlaufen.

Die Herausforderung an den Rolfer lautet: Wie schaffen wir es, diese Brücken über die Behandlung der Faszien- und Membranschichten so gangbar zu machen, dass die einzelnen Systeme nicht nur besser für sich funktionieren, sondern sich zu einem besseren Ganzen zusammenfügen.

Blicken wir noch einmal zurück: Ida Rolf hatte die Folge von zehn Behandlungen ursprünglich entwickelt, um ihre Arbeitsweise lehren zu können. Ihr eigener Arbeitsstil war sicherlich hochgradig intuitiv und wurzelte neben vielen tausend Arbeitsstunden in einem unmittelbaren Instinkt für den menschlichen Organismus. Ein derartiger Arbeitsstil lässt sich nicht ohne weiteres erfolgreich an Schüler weitergeben. Deshalb musste ein Weg gefunden werden, der den Schülern Zugang zu den strukturellen Themen ermöglichte, die für alle Menschen trotz unterschiedlichster Körperform gelten. Die Serie von zehn Grundbehandlungen ist ein gelungener Versuch, um diesen Weg gangbar zu machen.

Aber diese Serie ist noch viel mehr: Sie ist das Resümee von mehreren Jahrzehnten Arbeit mit dem menschlichen Organismus, ein Resümee, das allgemeine Gegebenheiten des menschlichen Körpers gleichzeitig mit individuellen Besonderheiten berücksichtigen will. Die Serie ist zugleich das kleine und das große Einmaleins der Rolfing-Methode.

Die erste Rolfing-Sitzung

Dem Atem Freiheit schenken

Bevor ein Rolfer mit der ersten Behandlungsstunde anfängt, muss er zwischen zwei Vorgehensweisen wählen.

Er kann mit dem Klienten ein ausführliches Vorgespräch führen über all das, was aus dessen Leben Bedeutung für die Behandlung haben könnte. Es könnte sein, dass die Körperstruktur ganz eindeutig von der Vorgeschichte geprägt ist: Eine einseitige berufliche oder sportliche Tätigkeit, Unfälle, Operationen, all das sind die im kritischen Sinne strukturbildenden Faktoren. Aber es gibt auch Bestimmungsfaktoren, die über den rein körperlichen Bereich hinausweisen – die grundlegende Einstellung des Menschen zu seinem Organismus, zu sich selbst und den Werten und Interessen, die im Mittelpunkt dieses einen Lebens stehen. Eine derartige Vorgehensweise hat den Vorzug, dass sich Behandler und Behandelter kennen lernen, bevor die eigentliche Behandlung beginnt. Zudem erfährt der Rolfer alles über die rein körperlichen Tatsachen.

Die zweite Vorgehensweise, die der Rolfer mit seinem Klienten wählen kann, verzichtet ganz auf das, was der Klient selbst erzählt: Der Rolfer stellt keine Fragen, er verlässt sich nur auf seine eigene Wahrnehmung, seinen geschulten Blick und seine tastenden Hände, um alles, was wichtig sein könnte, zu erfahren. Diese zweite Vorgehensweise ist für jeden Behandler eine große Herausforderung. Ist er sensitiv genug, um ohne die Hilfe des Klienten all das zu sehen oder zu ertasten, was für diesen Menschen wichtig ist? Ist er in der Lage, seine eigenen Interessen, Absichten und auch Probleme von denen des Patienten getrennt zu halten? Diese zweite Art, eine Rolfing-Behandlung zu beginnen, ist nicht ganz einfach, hat aber den Vorzug, dass alle Informationen direkt vom Organismus des Klienten kommen. Der Körper spricht sozusagen für sich selbst, ohne dass die Art, wie der Klient sich selbst sieht oder sehen möchte, das Bild verfälschen könnte.

Vielleicht ist der beste Weg eine Kombination beider Vorgehensweisen: Der Behandler versucht zunächst ganz unvoreingenommen, seine Wahrnehmung so gut wie möglich einzusetzen, und sieht dann, ob im weiterführenden Gespräch seine Beobachtungen bestätigt werden. Die erste Rolfing-Sitzung hat ja nicht nur rein strukturelle Ziele. Wir werden beim Rolfing auf eine ganz bestimmte, zum Teil äußerst subtile, aber dann auch sehr intensive Art angefasst. Für die meisten Menschen ist das eine Art Berührung, die sie noch niemals erfahren haben. Und diese Berührung kann körperlich und seelisch sehr in die Tiefe gehen, auch wenn sie nur wenige Millimeter unter die Haut dringt. Ida Rolf hat dieses Phänomen eindringlich beschrieben: *»In der ersten Sitzung arbeitet ein Rolfer nur oberflächlich, aber der Körper des Klienten erfährt etwas anderes: Er signalisiert dem Klienten, dass unsere Arbeit bis in die Tiefe seiner Seele hineinreicht. Für den Rolfer sieht das gar nicht so aus: Wir arbeiten an den oberflächlichen Faszien. Der Grund für das Gefühl des Klienten, es würde in der Tiefe gearbeitet, ist, dass die Oberflächenfaszien Reflexe von allem empfangen, was innerhalb des Körpers nicht in Ordnung ist. Wenn beispielsweise am Magen etwas nicht stimmt, besteht auch in den darüber liegenden Oberflächenfaszien ein Zustand der Anspannung. Wenn die Struktur der Oberflächenfaszien verändert wird, wird dadurch auch Struktur und Funktion der tiefer liegenden Organe beeinflusst.«**

Ida Rolf bringt in dieser Passage klar zum Ausdruck, dass der Rolfer während der ersten Behandlungsstunde mit der Faszienschicht arbeiten sollte, die unmittel-

* Ida P. Rolf: *Rolfing im Überblick,* Paderborn 1993, S. 140.

bar unter der Fettschicht unserer Haut liegt. Es handelt sich dabei um die so genannte Oberflächenfaszie, die den ganzen Körper wie ein *bodystocking* umhüllt. Wir wissen, dass die Faszien in endlosen Ketten miteinander in Verbindung stehen. Und so ist es nicht verwunderlich, dass bereits die ganz oberflächliche Behandlung in die Tiefe reicht. Das, was Ida Rolf am Beispiel des Magens beschreibt, gilt auch für die anderen Organe des Oberbauchraums.

Eine der wichtigsten Zielsetzungen der ersten Rolfing-Stunde ist, das Atmungsmuster freier zu gestalten. Es geht darum, dass unser Brustinnenraum nicht zu sehr eingeschnürt ist, dass erst einmal genügend Raum zwischen den beiden Hauptsegmenten des Rumpfes, zwischen Brustkorb und Becken entsteht, und dass die Organe im Bauchraum unterhalb des Zwerchfells beweglich genug sind, um der Zwerchfellbewegung hinreichend Raum zu bieten. Um das zu erreichen, ist es notwendig, dass auch der Schultergürtel in seiner Verbindung mit dem Brustkorb gelockert wird, dass ebenso die Arme in ihrer Verbindung mit dem Schultergürtel von zu viel Spannung befreit werden. Der Brustraum soll schließlich an der unteren und oberen Begrenzung auf nachgiebige Schichten treffen und damit die Innenbewegung des Atmungsvorgangs ermöglichen. Die Vorgehensweise folgt dabei einer zwingenden Logik: Sobald die Behandlung der Verbindungspassagen zwischen Becken und Brustkorb, zwischen Brustkorb und Schultergürtel und zwischen Schultergürtel und den Armen erfolgreich zum Tragen kommt, wenn also zwischen den Bauteilen des Oberkörpers einerseits und dem Oberkörper und dem Becken andererseits mehr Platz entsteht, wird sich der ganze Oberkörper etwas mehr aufrichten. Es ist dann unbedingt erforderlich, an der Statik im Bereich der Hüfte zu arbeiten, ja, wir müssen all die Schichten, die für die Beweglichkeit des Hüftgelenks verantwortlich sind, und auch die Spannung an der Rückseite der Beine in die Behandlung mit einbeziehen. Andernfalls würde ja unser wunderschön aufgerichteter Oberkörper sich durch den Einfluss der Schwerkraft nach hinten neigen und Druck und Spannung im unteren Rücken erzeugen.

Bei Menschen, die zu Ischialgien und Lumbalgien (Lendenschmerzen) neigen, ist die Behandlung der »Hüftachse« und der Beinrückseite besonders wichtig. Die Faszien der Beinrückseite stehen in direkter Verbindung mit dem Bandapparat des unteren Rückens und übertragen die Spannungen aus den Beinen direkt ins Kreuz. Wenn ein Rolfer bei chronischen Kreuzbeschwerden helfen will, ist deshalb die Behandlung der Beine und der Hüftachse besonders wichtig. Wie dauerhaft das Behandlungsergebnis im Bereich des Rückens ist, hängt davon ab, ob der Rücken auf einem Unterbau ruht, der genügend Bewegungsfreiheit für die Gelenke zwischen den untersten Lendenwirbeln und zwischen Darmbein und Kreuzbein lässt.

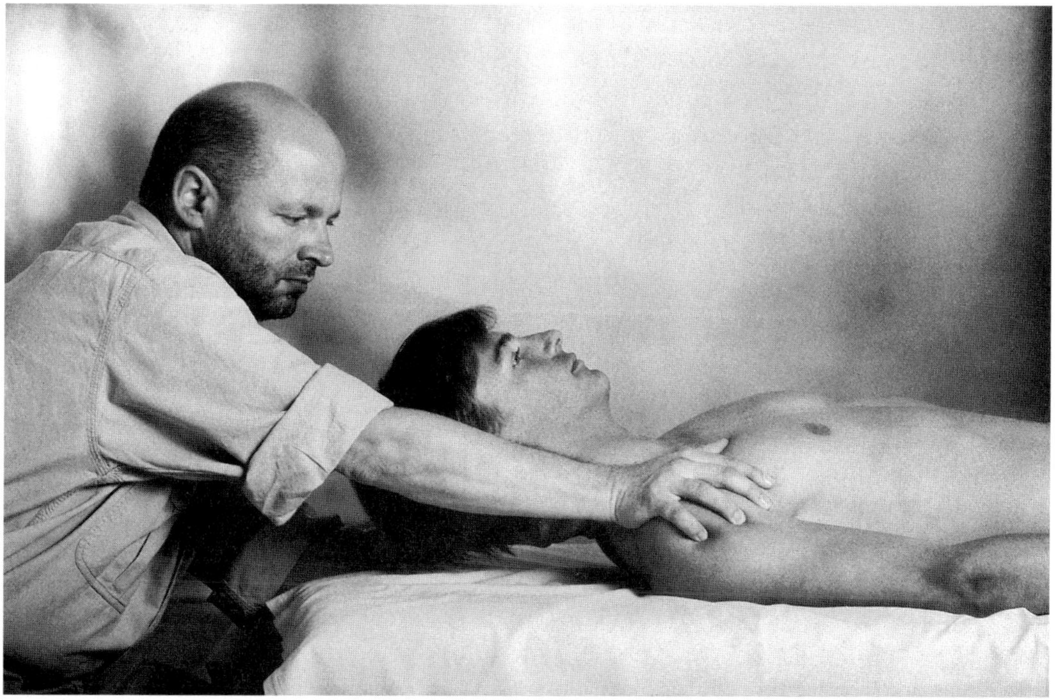

Abb. 4: Im Verlauf der ersten Rolfing-Sitzung wird vor allem die Oberflächenfaszie behandelt. Diese Schicht verläuft unter der natürlichen, subkutanen Fettschicht. Die Oberflächenfaszie umhüllt den gesamten Körper. Um sie zu erreichen verwenden wir den für die klassische Rolfing-Technik typischen Druck, der sich für den Behandelten so anfühlt, als würde das Gewebe »schmelzen«. Der Rolfer verwendet kein Öl an den Händen, um die Spannungsmuster deutlich spüren zu können.
Auf dem Foto ist die Behandlung der Faszien im Bereich der rechten Schulter sichtbar. Der Behandler gibt intensiven und zugleich federnden Druck in das Gewebe, während er den Kopf des Klienten leicht anhebt, um bei einer Neigung von etwa dreißig Grad im Wirbelkanal des Nackens für Entspannung zu sorgen. Diese Technik richtet sich zugleich auf die äußeren Faszienhüllen und die tief liegenden, so genannten Lamina des Nackens.

Die erste Rolfing-Sitzung hat also, wie wir sehen, einen ganz klar festgeschriebenen Fahrplan, der sich in drei Themenbereiche unterteilt:

- Die Behandlung soll Raum schaffen zwischen den Hauptabschnitten des Rumpfes und den angrenzenden Armen und Beinen.
- Die Behandlung soll das Atmungsmuster von unnötigen Einschränkungen frei machen und damit eine erste Grundlage für möglichst anstrengungsloses Atmen liefern.
- Die Behandlung soll die Beweglichkeit um die Hüfte erhöhen, um damit eine erste Neuorientierung des ganzen Körpers entlang einer senkrechten Lotlinie und in Beziehung zur Schwerkraft fördern.

Der mit diesen drei Themenbereichen erstellte Fahrplan gibt allerdings nur das Behandlungsziel an und legt nicht genau fest, wie die Hände des Rolfers dieses Ziel erreichen. Der praktische Behandlungsplan ist nämlich kein Schema. Wir wollen bei der Rolfing-Methode jeweils auf die ganz persönliche Situation des Menschen eingehen. So mag es bei einem muskulösen Sportler adäquat sein, die Oberflächenfaszie schon beim ersten Termin kräftig zu behandeln und um das Hüftgelenk in die Tiefe des Bandapparats vorzudringen, während dieselbe Vorgehensweise bei einem sehr beweglichen Menschen nicht die richtige ist; in diesem Fall, in dem die Schichten ohnehin schon sehr gleitfähig und elastisch sind, konzentriert sich unser Vorgehen auf ganz vereinzelte Spannungspunkte, von denen aus wir die Gesamtstruktur ins Lot bringen.

Für manche Menschen mag die erste Stunde vor allem eine Atmungsstunde sein, dann nämlich, wenn es zahlreiche Einschränkungen der Atmungsbewegung gibt. Für andere wird es vielleicht eine Stunde sein, die sich fast nur mit der Bedeutung der Hüftachse im Kontext der Gesamtaufrichtung beschäftigt. Und dann gibt es Menschen, die sich nur ganz langsam an die für Rolfing typische Erfahrung wagen wollen. In diesem Fall wird der Rolfer den Ersttermin vielleicht ganz im Zeichen eines vorsichtigen Kennenlernens gestalten. Der Organismus muss sich erst einmal damit vertraut machen, wie sich das anfühlt, wenn einige Sicherheitsnadeln aus dem Fasziennetz entfernt werden, er muss schrittweise Zuversicht für ein langsam sich abzeichnendes neues Körperbewusstsein entwickeln.

Manchmal dokumentieren wir den äußerlich sichtbaren Wandlungsprozess, indem wir vor und nach der Rolfing-Sitzung Polaroidaufnahmen vom Körperbau der Klienten machen. Die Seitenansicht zeigt besonders deutlich, ob es uns schon mit einer einzigen Sitzung gelingt, in die Fugen und Winkel des Fasziennetzes zu

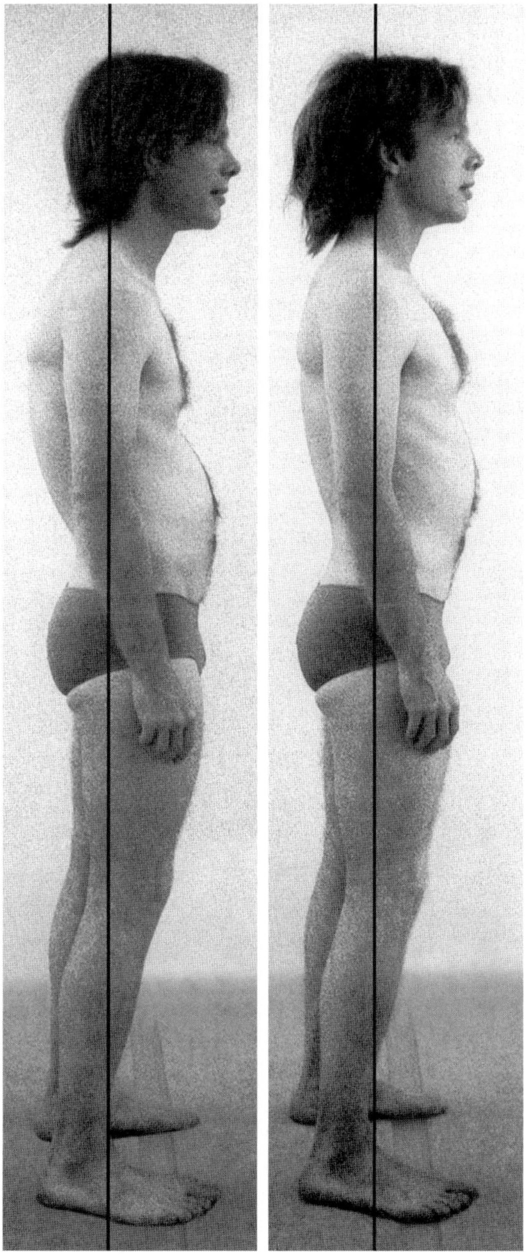

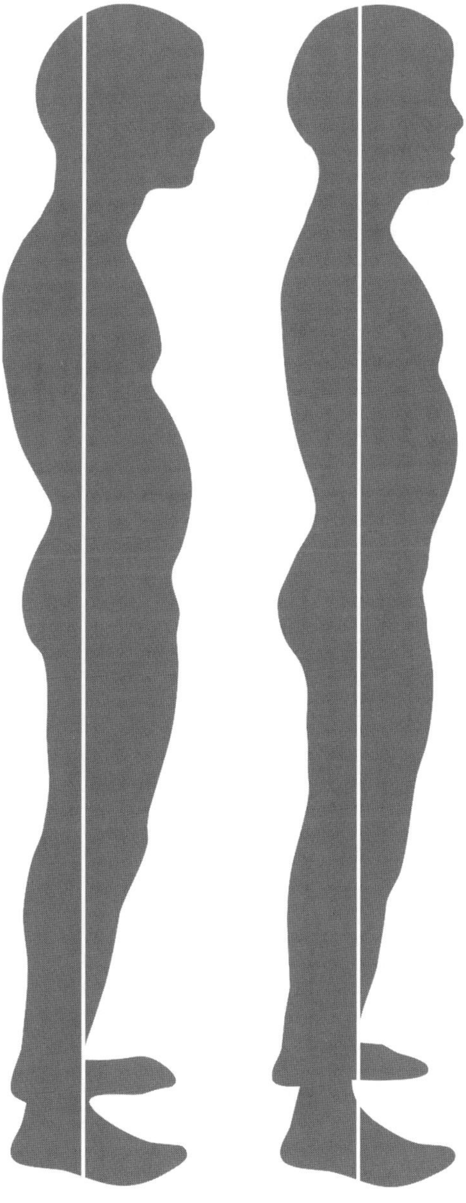

Abb. 5 a, b: Seitenansicht vor und nach der ersten Rolfing-Sitzung.
Abb. 6 a, b: Umrisszeichnung der Seitenansicht vor und nach der ersten Rolfing-Sitzung.

gelangen. Es ist wichtig, dass wir dem Klienten bei Aufnahmen dieser Art keinerlei Anweisung geben, wie er stehen soll, wir wollen nur eine Momentaufnahme vom strukturellen Gesamtzustand machen, die uns zeigt, wieweit ein spontanes Aufrechtsein nach der Behandlung möglich ist.

Das abgebildete Foto wurde mit einer einfachen Kamera vor der ersten und nach der ersten Rolfing-Sitzung gemacht. Der abgebildete junge Mann erhielt lediglich die Anweisung, langsam einzuatmen. Die beiden Bilder dokumentieren, dass sich bereits nach dieser einstündigen Behandlung ein Wandlungsprozess abzuzeichnen beginnt. Vor der Behandlung wölbt sich der Bauchraum während des Einatmens stark nach vorne, während der Brustkorb kaum zur Volumenveränderung in der Lage ist. Nach der Behandlung ist zwischen dem Brustraum und Beckenraum wesentlich mehr Platz vorhanden. Die Zwerchfellbewegung kann sich deshalb dreidimensional im gesamten Rumpf manifestieren. Diese neue Beweglichkeit entsteht durch nachhaltiges Behandeln der Oberflächenfaszie des Brustraums, aber auch durch Behandlung der Schichten zwischen den Rippen und besonders durch Einwirkung auf die Verbindungsschichten zwischen den Rippen und dem Brustbein. Der Vergleich der beiden Fotoaufnahmen macht zudem deutlich, dass der Rolfer die obere Begrenzung des Brustraums, die Art, wie Brustkorb, Schultergürtel und Oberarme verbunden sind, bearbeitet hat. Wenn wir genauer hinsehen, können wir auch erkennen, dass die Krümmungen der Wirbelsäule auf beiden Abbildungen ein verschiedenes Muster zeigen. Vor der Behandlung wölbt sich die Lendenwirbelsäule in einer kurzen Krümmung, die offenbar stark unter Druck steht, nach der Behandlung kommt es zu einer Entlastung in diesem unteren Wirbelsäulenbereich, das Kreuz findet mehr Raum und die Lordose, die natürliche Krümmung dieses Wirbelsäulenabschnitts verläuft weiter bis nach oben. Insgesamt sind die Übergänge zwischen den verschiedenen Abschnitten der Wirbelsäule fließender geworden. Dies ermöglicht es der Wirbelsäule, ihre Aufgabe besser zu erfüllen.

Im Grunde ist die Bezeichnung Wirbelsäule etwas irreführend. Es ist besser, wenn sie kein Gewicht wie eine Säule tragen muss, vielmehr besteht ihre Aufgabe darin, wie ein feingliedriger Mast Gewicht zu verteilen. Dieser Aufgabe kann sie nun wesentlich besser gerecht werden, da die sanften Krümmungen und fließenden Übergänge die Wirbelgelenke entlasten.

Aber lassen wir die vielen anatomischen Einzelheiten, die sich an diesem Beispiel diskutieren lassen, noch einmal beiseite und wenden wir uns dem allgemeinen Eindruck zu, den der Organismus vor und nach der Behandlung hinterlässt.

Mein französischer Kollege Hubert Godard, der Verfasser des Selbsthilfekurses des vorliegenden Buchs, hat in seiner ungemein kreativen Weise immer wieder auf die Bedeutung der Wahrnehmung für die Körperstruktur hingewiesen. Er konnte zeigen, dass wir uns bei der Orientierung in der Schwerkraft vor allem an zwei Grundformen halten: Entweder wir suchen Orientierung mit unseren Füßen an einem »Substrat« oder wir orientieren uns am Raum vor allem mit Hilfe unserer visuellen Wahrnehmung.* Es gibt Individuen, die der einen, und es gibt Menschen, die der anderen Art der Orientierung den Vorzug geben. Ja, es gibt sogar ganze Gruppen, die ihre Orientierung vor allem nach dem einen oder anderen Muster leisten.**

Betrachten wir den Körperbau des abgebildeten jungen Mannes aus diesem Blickwinkel, so fällt auf, dass er vor der ersten Behandlung starken Bodenkontakt hat, sich aber nicht voll aufrichten kann. Dies hat Konsequenzen für den Horizont seiner visuellen Wahrnehmung, er steht gut auf seinen Füßen, aber er kann die Weite des Raums vermutlich nicht voll wahrnehmen. Es sieht so aus, als würde es ihm leicht fallen, in sich zu versinken, aber nicht ganz so leicht fallen, nach draußen zu reichen.

Das Foto nach der Behandlung zeigt ihn dagegen in Kontakt mit einem anderen Aspekt seiner Persönlichkeit. Er richtet sich auf, wirkt in diesem Moment direkt nach der Behandlung fast so, als möchte er ein wenig abheben. Sein Blick öffnet sich für den Horizont, die Ellbogen lösen sich leicht vom Rumpf, und die Verbindungen von Schulter, Arm und Hand wirken so gelöst, als möchte er jeden Augenblick nach draußen zeigen. Der rein körperliche Wandel hat offenbar eine Dimension, die über das Körperliche hinausweist. Schon eine einzige Rolfing-Stunde vermag also – wie Ida Rolf es formulierte – über den Körper in die Tiefen der Seele hineinzureichen.

Aber es gibt da noch einen ganz anderen Aspekt, der bei genauerem Hinschauen auf die Bilder ersichtlich wird. Die Körperstruktur hat sich nach der Behandlung aufgerichtet und gelockert. Diese positive Entwicklung manifestiert sich aber nicht im selben Umfang in allen Körperabschnitten. Wenn wir das Stichwort Strukturelle Integration, das heißt die Art, wie sich der Körper zusammenfügt, zum Maßstab nehmen, fällt auf, dass die positive Entwicklung sich vor allem vom Rumpf nach

* Zum Verständnis dieses Themenkomplexes lohnt es sich schon an dieser Stelle, in den Selbsthilfekurs von Hubert Godard am Ende dieses Buches hineinzulesen.

** Hubert Godard hat auf die Unterschiede in der Alltagskultur verschiedener afrikanischer Volksstämme verwiesen: So bevorzugt der Stamm der Nuba die visuell-räumliche Orientierung, dagegen finden wir bei den Massai eine starke Bodenverwurzelung. Es lässt sich deutlich erkennen, wie sehr die Kultur der Massai auf dem Boden steht, während die der Nuba sich hoch aufgerichtet am Raum orientiert. Es wäre eine interessante Aufgabe, die Auswirkungen der Orientierung in Bezug auf Musik und Rhythmus, Bewegungsmuster des Alltagslebens und auch der sichtbaren Körperstruktur zu studieren.

oben bis in den Nacken abzeichnet. Aber die Strukturen unterhalb des Knies scheinen diesem Wandlungsprozess nicht ganz folgen zu können. Wir brauchen nur ein Blatt Papier über den abgebildeten Oberkörper zu legen und die Beine vor und nach der Behandlung zu vergleichen und es wird deutlich, dass die Strukturelle Integration im unteren Teil des Körpers noch nicht gegriffen hat Es ist offenbar bald Zeit für die zweite Rolfing-Sitzung.

Und der Schwerpunkt dieser zweiten Stunde liegt tatsächlich auf der Behandlung der Füße und Beine. Wir können an der Abbildung sehen, wie die zweite Rolfing-Sitzung auf den Ergebnissen der ersten Stunde aufbaut. Sobald sich der Oberkörper vom Becken abhebt und mehr aufrichtet, müssen wir, nachdem wir dem Organismus mindestens ein paar Tage Zeit zur inneren Verarbeitung des Wandels gelassen haben, für eine gleichmäßigere Gewichtsverteilung auf den Füßen sorgen.

Die zweite Rolfing-Sitzung

Den Boden finden

Das klassische Konzept der zweiten Rolfing-Sitzung umfasst eine grundlegende Behandlung der Faszienschichten der Beine einschließlich der tiefen Membranen des Unterbeins und der Bänder um die Sprunggelenke und auch der Bänder zwischen den zahlreichen Knochen unserer Füße. Dieser Behandlungsstrategie liegt eine Vorstellung über die Art und Weise zugrunde, auf die unsere Gelenke im Hüft-, Knie- und Knöchelbereich am besten funktionieren. Beim Rolfing sprechen wir gerne von der Scharnierachse dieser Gelenke und versuchen diese Achse als Bewegungsmuster zu ermöglichen. So sollte sich beim erfolgreich behandelten Knie die Bewegung von außen gesehen so darstellen, als würde ein Klavierdeckel auf- und zugehen: Beim Gehen bewegen sich die Knie dann locker nach vorne, ohne stärker in Drehbewegungen auszuweichen. Diese Art zu gehen hat den Vorzug, dass die Knorpelpolster des Knies, die Menisken, geschont werden und sich nicht einklemmen.

Die Behandlung der Faszienschichten im Bereich der Füße und Beine überträgt sich natürlich auch in andere Bereiche des Körpers. Vor allem der Rücken wird auf die positiven Veränderungen unseres Unterbaus reagieren. Die Relation zwischen Rücken und den Füßen können wir besser verstehen, wenn wir wissen, dass jede Verschiebung oder Bewegungseinschränkung im Bereich des Rückens zu einer Ausgleichsrelation in den unteren Körperabschnitten führt. Wir müssen im Schwe-

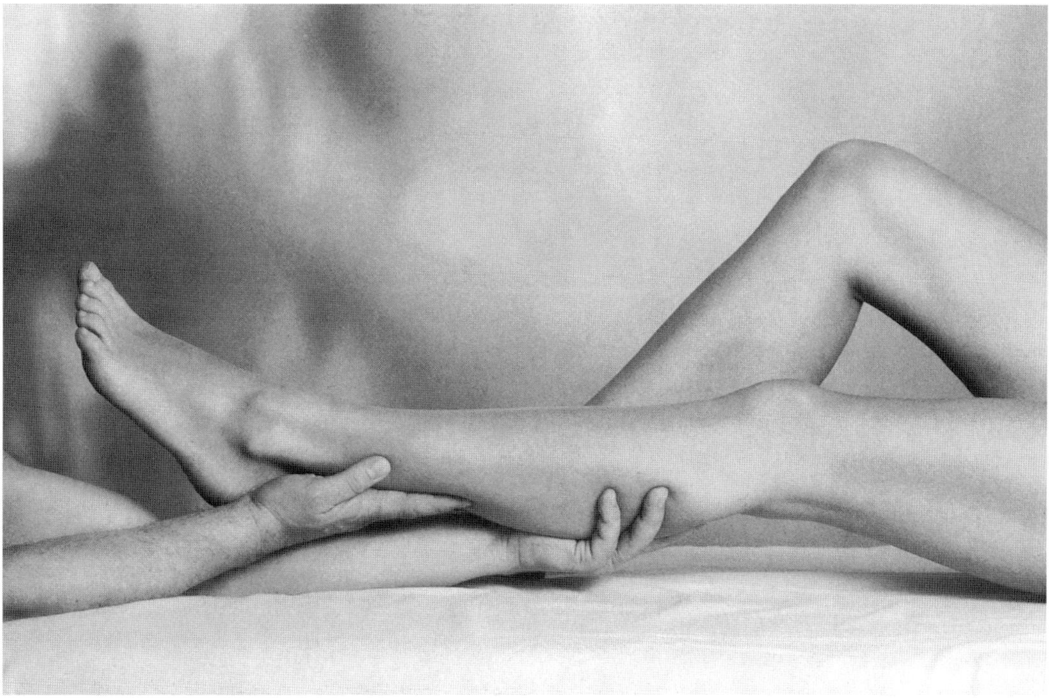

Abb. 7: Der Aufbau des Unterbeins ist an der Oberfläche von zähen Faszienschichten beherrscht. In der Tiefe des Gewebes schließen sich zähe Membranen an. Fußverletzungen, wie beispielsweise ein verstauchter Knöchel, verankern sich in diesen Membranen. Um die natürliche Beweglichkeit des Knöchels wieder herzustellen, ist es nötig, nicht nur lokal am Knöchel zu arbeiten.
Auf dem Foto ist sichtbar, wie der Rolfer das Eigengewicht des Unterbeins ausnützt, damit sich die äußeren Schichten entspannen und er langsam in die innen verlaufende tiefe krurale Faszie vordringen kann. Gleichzeitig macht die Klientin mit dem Knie winzige Bewegungen, um die Koordination des Bewegungsablaufs zu fördern.
Rolfing ist – wie wir an diesem Beispiel sehen können – nicht nur »Behandlung«, sondern auch ein Lernprozess, der neue Bewegungsmuster fördert.

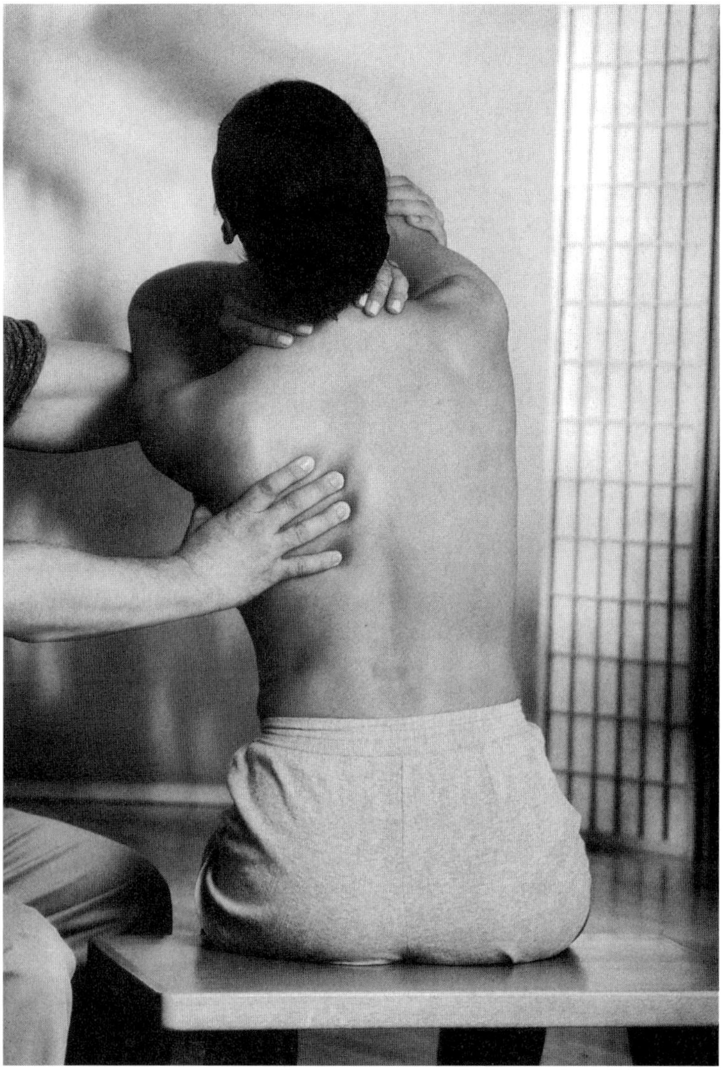

Abb. 8: Nachdem die Füße und Beine im Verlauf der zweiten Rolfing-Stunde behandelt wurden, schließt sich eine gründliche Behandlung des Rückens an. Was im Einzelnen gemacht wird, hängt ganz davon ab, welche Spannungen vorhanden sind. Auf dem Bild ist eine Technik sichtbar, die sich auf die Bewegung der Rippen mit den Wirbeln richtet. Die Klientin neigt sich zur Seite, während der Behandler subtilen Druck auf die Membranen zwischen den Rippen gibt. Die verschränkten Arme der Klientin werden dabei leicht nach oben unterstützt, um unnötigen Druck auf die Wirbelgelenke zu vermeiden.

refeld der Erde durch unseren Bodenkontakt für Ausgleich sorgen, sonst würden wir nach vorne, nach hinten oder zur Seite fallen, sobald im oberen Bereich etwas aus dem Lot geraten ist. Die Spannungsphänomene im Bereich des Rückens und in den Füßen und den Beinen sind deshalb wie zwei Seiten einer Münze zu betrachten und lassen sich nur gleichzeitig erfolgreich behandeln. Dies kommt in den Behandlungszielen der zweiten Rolfing-Stunde zum Ausdruck:

- Bessere Gewichtsverteilung zwischen den Fußgewölben und damit ein Bodenkontakt, der sicher und zugleich flexibel ist
- Scharnierachsenstruktur der Sprung-, Knie- und Hüftgelenke
- Verbesserte Beuge- und Streckfähigkeit im Bereich der Brustwirbelsäule
- Verbesserte Flexibilität in den äußeren und mittleren Schichten an der Vorder- und Rückseite des Nackens.

Vergleichen wir die Behandlungsziele der zweiten Sitzung hinsichtlich der Atmung mit der ersten Sitzung, so können wir erkennen, dass die erste Stunde vor allem die strukturellen Voraussetzungen für das Einatmen verbessert, während die zweite vor allem einer besseren Ausatmung dient.

Betrachten wir beide Sitzungen im Kontext der beiden Orientierungsmuster an Substrat und Raum, so wird deutlich, dass die erste Stunde die Aufmerksamkeit des Klienten nach oben richtet, es ist die Stunde der Orientierung am Raum. Die zweite Stunde fördert eine bessere Orientierung am Substrat und richtet deshalb die Aufmerksamkeit des Klienten nach unten. Wir werden unsere Füße nach der zweiten Rolfing-Stunde besser am Boden spüren.

Erste Fallgeschichte

Mario – Eine Behandlung mit Nebenwirkung

Als Mario zu mir in die Praxis kam, war er gerade dreizehn Jahre alt. Seine Mutter hatte ihn zu mir gebracht, weil er Plattfüße und Schwierigkeiten beim Gehen hatte. Mario hatte so große Füße, dass es wirklich schwierig war, ein Paar Schuhe für ihn zu finden. Seine Fußgewölbe waren einfach nicht vorhanden, er hatte einen riesigen Plattfuß. Vermutlich hatten sich die natürlichen Wölbungen im Fuß während der entsprechenden Wachstumsphase gar nicht entwickelt. Wir alle haben anfangs Plattfüße, und unser Fersenbein ist im Babyalter seitlich nach außen verschoben.

Doch irgendwann, sobald wir vom Krabbeln zum aufrechten Gang kommen, sollten die im Unterbein aktiven Muskeln dazu beitragen, dass der Fuß eine Wölbung bekommt und das Fersenbein sich einigermaßen unter der Wade einstellt. Bei Mario kam es nicht zu dieser Entwicklung. Wenn er sich fortbewegte, traf er an der Fußinnenseite mit dem Knöchel auf, er ging buchstäblich auf dem unteren Teil des Schienbeins, während der Fuß als Ganzes stark nach außen gedreht war. Wann immer er mit seinen Spielkameraden unterwegs war, hatte er deshalb unter Schmerzen zu leiden, der Innenknöchel entzündete sich und war ständig gerötet, da er natürlich nicht für diese Belastung gebaut war.

Als ich dem Jungen beim Gehen zusah, fiel mir auf, dass er Schwierigkeiten hatte, über den Bodenkontakt einigermaßen das Gleichgewicht zu halten. Er konnte das Sprunggelenk schlichtweg gar nicht bewegen. Stattdessen ruderte er mit den Armen, um die ruckartigen Bewegungen der Beine auszugleichen. Mario hatte offenbar während seiner Geburt für eine kurze Phase unter Sauerstoffmangel gelitten. Sein Nervensystem war mit einer kleinen Störung davongekommen, er hatte Glück gehabt, aber der minimale Schaden, den der Sauerstoffmangel in seinem Gehirn hinterließ, war nachhaltig genug, um dem Jungen das Leben zur Qual zu machen. Er spielte so gerne Fußball, aber ohne Beweglichkeit der Sprunggelenke wollte das alles nicht so recht gehen.

Als Mario zu mir in Behandlung kam, hatte ich gerade einen Kurs über die Fußgelenke angekündigt. Nachdem wir die erste Behandlung hinter uns gebracht hatten und ich bemerkte, dass der Junge sich bei der Art Berührung sehr wohl fühlte, fragte ich ihn, ob er bereit sei, mit mir zu meinen Kollegen in den Kurs zu kommen. Ich dachte mir, dass ich in einer derart ernsten Situation zusammen mit meinen Kollegen vielleicht eher eine Lösung finden würde als alleine. Glücklicherweise willigte Mario ein, und während unseres Kurses zum Thema »Zweite Rolfing-Stunde und Fußprobleme« wurde er von einem meiner Münchener Kollegen behandelt.

Die Behandlung gestaltete sich nicht ganz einfach. Diese Knöchel hatten sich einfach noch niemals bewegt: Mario zog die Beine hinter den Hüften nach, er hielt sich mit steifen Armbewegungen einigermaßen aufrecht, aber er schien den Boden einfach nicht zu spüren. Es war uns klar, dass wir in der gegebenen Situation mit der rein strukturellen Methode, mit der intensiv formenden Berührung der Faszienschichten und Bänder allein keine Lösung finden würden. Denn das Problem war offenbar nicht nur in den zähen Gewebeschichten, sondern im Nervensystem verwurzelt.

Es war mir bekannt, wie der große israelische Bewegungstherapeut Moshe Feldenkrais bei vergleichbaren Problemen vorging. Er benutzte ein flaches Holzbrett, das er behutsam gegen die Fußsohle hielt, während der Klient in Rückenlage auf dem Behandlungstisch ruhte. Dann induzierte er mit dem Brett winzige Bewegungen in den Fuß: Der Organismus des Klienten meint den Boden zu spüren, das Nervensystem entdeckt in kleinen Schritten das Gehen, weil sein sensorischer Teil sozusagen in einem Simulator eine Lernchance wahrnimmt, die dann in den motorischen Teil hinüberwirkt. Feldenkrais nannte diese Technik den »künstlichen Boden«.

Ich dachte, es wäre einen Versuch wert, diese Vorgehensweise für unsere Methode modifiziert zur Anwendung zu bringen. Mein Kollege saß auf einem Stuhl, während Mario auf dem Rücken ruhte und mit einer Fußsohle den Bauch des Behandlers berührte. Mein Kollege neigte sich nun minimal über die Hüftachse nach vorne und zurück, die Bewegung war kaum sichtbar. Gleichzeitig machte er mit seinen Händen das, was Rolfer sehr häufig in der zweiten Behandlungsstunde tun: Er umfasste das Sprunggelenk und gab einen ungeheuer intensiven, dehnenden Impuls auf die Schichten, die über das Sprunggelenk laufen.

Dadurch, dass der Behandler sich nur wenige Millimeter bewegte und der Fuß des Klienten über den sanften Kontakt diese Bewegung zu »verstehen« begann, vollzog sich ein Lernvorgang: Als Mario aufstand und im Raum auf und ab ging, begann er zu lachen. Er freute sich über die Neuenentdeckung des Bodens und vergaß während des Gehens mit den Armen zu rudern. Er bewegte das Sprunggelenk, er spielte mit der Empfindung des Körpergewichts, sobald er zum Stehen kam, er konnte sich offenbar plötzlich der so wichtigen Orientierung durch die Füße bedienen.

Die Kursteilnehmer hatten uns bei der Arbeit beobachtet. Sie konnten alle sehen, was geschehen war, aber die meisten waren dennoch enttäuscht, dass im Sinne einer zweiten Rolfing-Stunde wenig Erfolg sichtbar war: Mario hatte immer noch Plattfüße.

Die Rolfer haben in so einer Situation meist eine schöne Theorie, nämlich dass sich die Fußgewölbe über die besser aktivierte Muskulatur schon irgendwann entwickeln würden. Ich wollte mich dieser tröstlichen Theorie nicht anschließen, ich sah die Behandlung trotz der besseren Beweglichkeit des Sprunggelenks als gescheitert.

Zu meiner Überraschung rief mich aber eine Woche später Marios Mutter an. Sie wollte in der Praxis vorbeikommen, um mir etwas zu zeigen. Sie war sehr aufgeregt und brachte mir zwei Schulaufsätze ihres Jungen mit. »Seit Sie Marios Füße behandelt haben, kann er besser schreiben,« sagte sie triumphierend. Und tatsächlich, die beiden Schriftproben zeigten eine verschiedene Schrift. Aus der

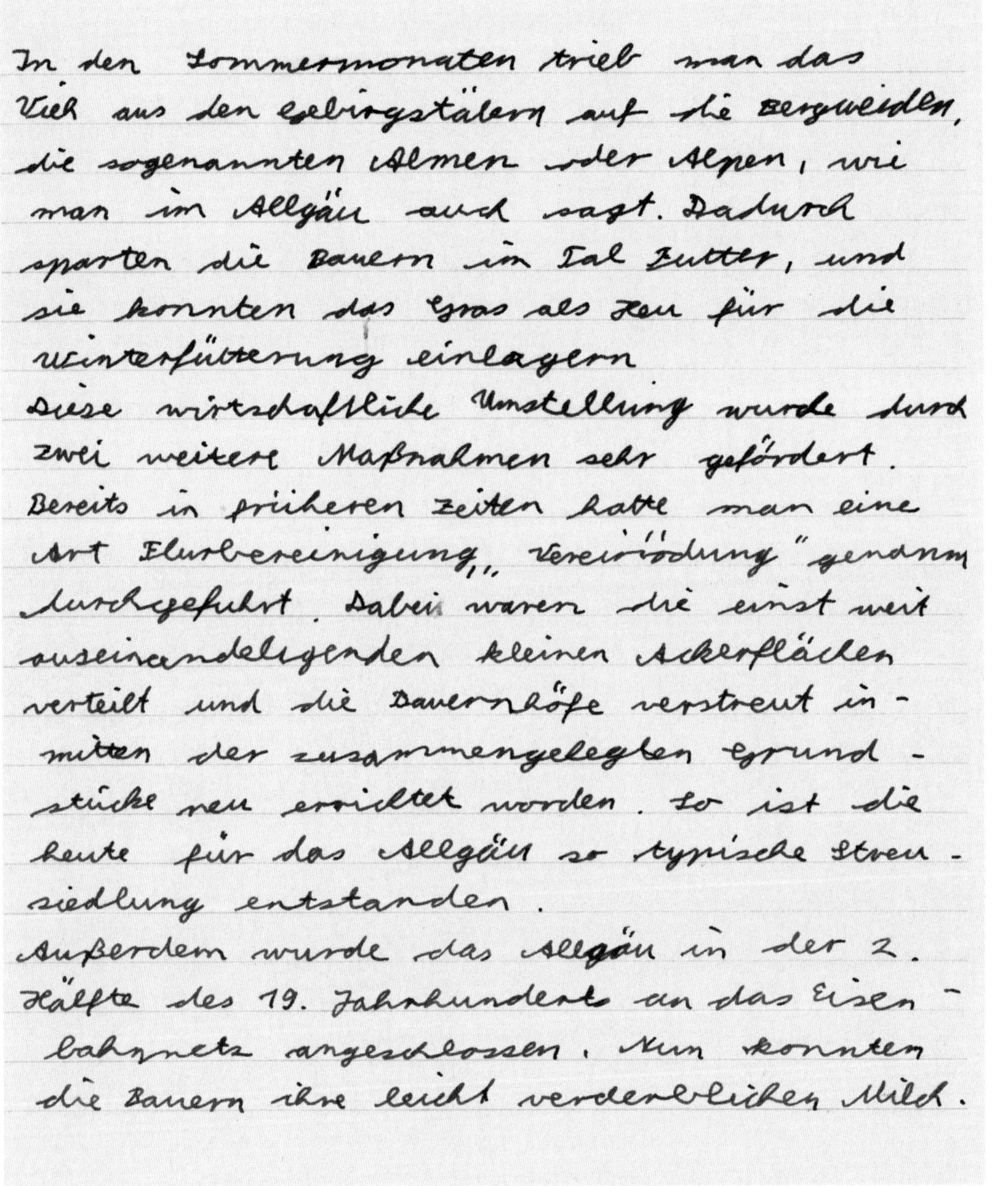

In den Sommermonaten trieb man das
Vieh aus den Gebirgstälern auf die Bergweiden,
die sogenannten Almen oder Alpen, wie
man im Allgäu auch sagt. Dadurch
sparten die Bauern im Tal Futter, und
sie konnten das Gras als Heu für die
Winterfütterung einlagern
Diese wirtschaftliche Umstellung wurde durch
zwei weitere Maßnahmen sehr gefördert.
Bereits in früheren Zeiten hatte man eine
Art Flurbereinigung „Vereinödung" genannt
durchgeführt. Dabei waren die einst weit
auseinanderliegenden kleinen Ackerflächen
verteilt und die Bauernhöfe verstreut in-
mitten der zusammengelegten Grund-
stücke neu errichtet worden. So ist die
heute für das Allgäu so typische Streu-
siedlung entstanden.
Außerdem wurde das Allgäu in der 2.
Hälfte des 19. Jahrhunderts an das Eisen-
bahnnetz angeschlossen. Nun konnten
die Bauern ihre leicht verderblichen Milch.

Abb. 9: Marios Handschrift vor der Behandlung seiner Füße.

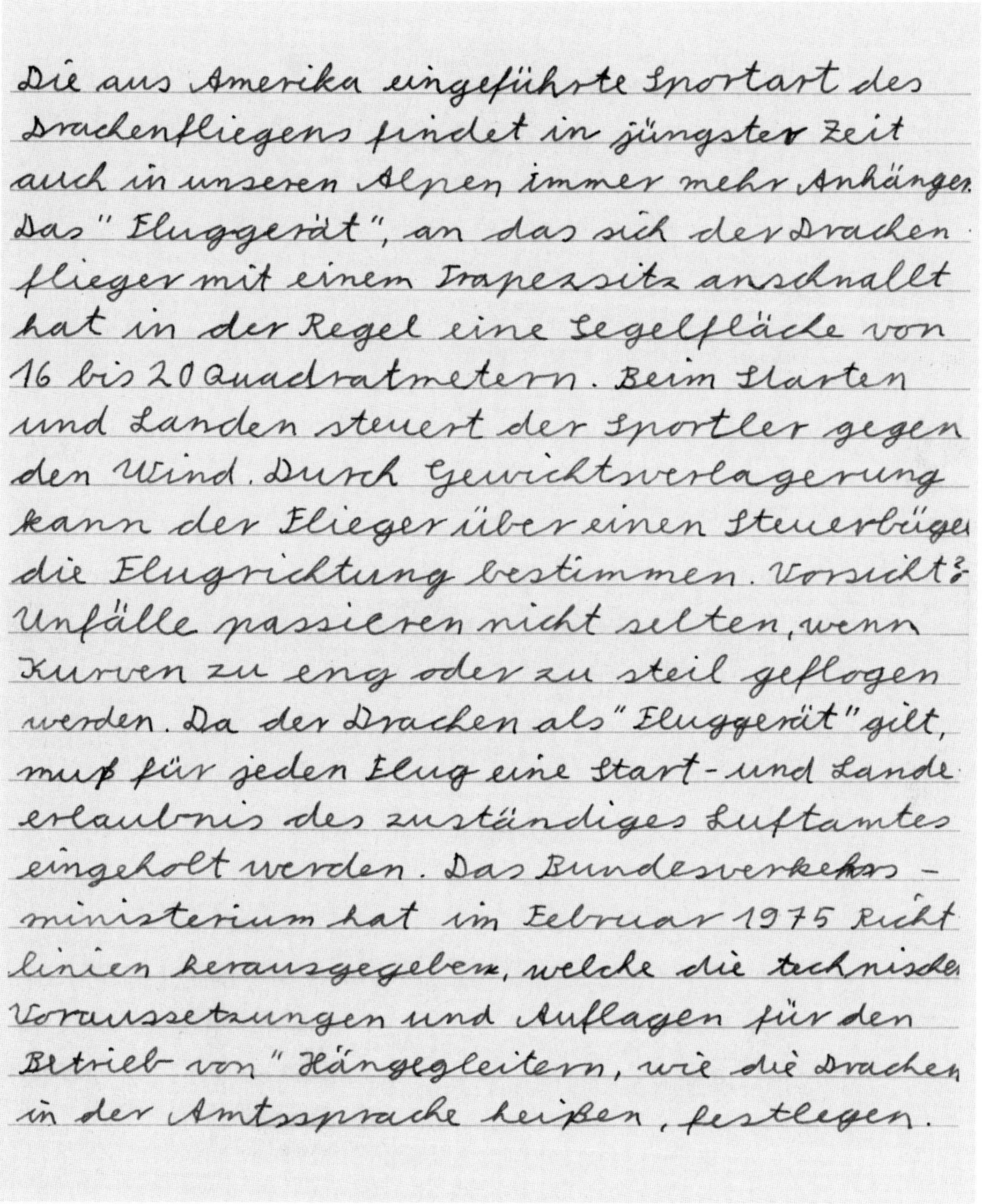
Die aus Amerika eingeführte Sportart des
Drachenfliegens findet in jüngster Zeit
auch in unseren Alpen immer mehr Anhänger.
Das "Fluggerät", an das sich der Drachen-
flieger mit einem Trapezsitz anschnallt
hat in der Regel eine Segelfläche von
16 bis 20 Quadratmetern. Beim Starten
und Landen steuert der Sportler gegen
den Wind. Durch Gewichtsverlagerung
kann der Flieger über einen Steuerbügel
die Flugrichtung bestimmen. Vorsicht:
Unfälle passieren nicht selten, wenn
Kurven zu eng oder zu steil geflogen
werden. Da der Drachen als "Fluggerät" gilt,
muß für jeden Flug eine Start- und Lande-
erlaubnis des zuständiges Luftamtes
eingeholt werden. Das Bundesverkehrs-
ministerium hat im Februar 1975 Richt-
linien herausgegeben, welche die technischen
Voraussetzungen und Auflagen für den
Betrieb von "Hängegleitern", wie die Drachen
in der Amtssprache heißen, festlegen.

Abb. 10: Marios neue Handschrift nach der Behandlung seiner Füße.

wackeligen Schrift Marios, aus einer unsicheren Führung der Hand hatte sich ein ruhiger Schriftzug entwickelt. Mario benutzte seine Hand, seinen Arm und seine Schulter auf ganz andere Weise, obwohl wir doch nur seine Füße behandelt hatten.

Marios Geschichte lehrt uns, dass wir die Probleme des Organismus nicht an den Stellen angehen müssen, wo sie sich manifestiert haben. Ein steifes Sprunggelenk ist nicht nur ein steifes Sprunggelenk, sondern ein Mangel an Orientierung und ein Mangel an Koordination.

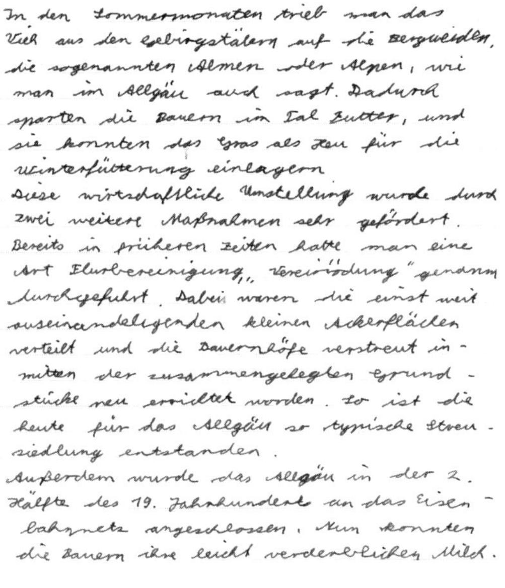

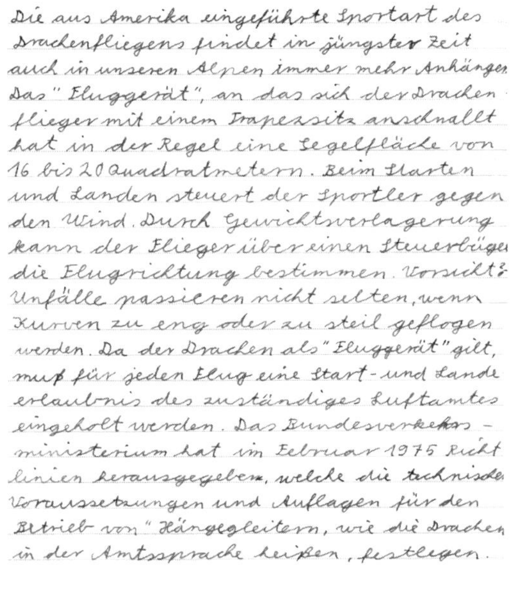

Abb. 11 a, b: In der Verkleinerung wird der positive Wandel von Marios Schrift besonders deutlich. Ein derartiger Wandel ist aus einer Eigenschaft unseres Nervensystems verstehbar. Wie der große russische Forscher Nicholas Bernstein nachgewiesen hat, ist das Muster unserer Schrift nicht nur in Händen und Armen gegenwärtig. Unsere persönlichen Schriftzüge sind auch dann erkennbar, wenn wir nicht mit der Hand, sondern mit dem Fuß oder dem Mund schreiben. Bewegung entsteht nicht durch einzelne Muskeln oder einen einzelnen Körperteil, sondern durch Koordination des gesamten Organismus. Wir schreiben also nicht nur mit der Hand, sondern mit dem ganzen Körper.

Die dritte Rolfing-Sitzung

Das Dach der Niere stützen

Wir haben bereits gesehen, dass die Serie der zehn Rolfing-Sitzungen einer inneren Logik folgt. Da die erste und zweite Sitzung vor allem die Polarität zwischen Ein- und Ausatmen, zwischen Bodenkontakt und räumlicher Orientierung fördern und dabei in erster Linie die Vorder- und Rückseite des Körpers behandelt werden, stellt sich die Frage nach der dazwischen vorhandenen räumlichen Verbindung. Die dritte Rolfing-Stunde folgt dieser Logik. Der Klient liegt dabei meistens in einer bequemen Seitenlage, während der Rolfer sich mit den Faszienschichten der Körperseiten beschäftigt.

Die Behandlung beschränkt sich vor allem auf die Körperabschnitte, die zwischen der Außenseite des Knies über die Hüfte und die Taille bis nach oben zur Seite des Kopfes zu finden sind. Die Grundfrage der dritten Sitzung lautet: Sind wir von der Seite gesehen im Lot?

Und die Behandlungsziele der dritten Sitzung sind:

- Die Hauptsegmente des Körpers sollten sich von der Seite gesehen weitmöglichst entlang der vertikalen Lotlinie aufrichten.
- Diese Aufrichtung soll jedes Zusammensacken vermeiden, aber auch nicht in eine steife überstreckte Haltung übergehen.
- Der Rücken soll in all seinen Schichten fließende Übergänge – ohne plötzlichen Knick – zeigen, die Krümmungen der Wirbelsäule möglichst harmonisch im Verhältnis zur Form der Körpervorderseite.
- Die Arme sollten frei von der Schulteregion hängen, ohne verbindungslos zu sein, aber auch ohne von Schulter und Nacken fest gehalten zu werden.
- Das zentrale Thema der dritten Sitzung ist das Gebiet um die unterste, die zwölfte Rippe. Ida Rolf, die Begründerin der Rolfing-Methode hat wiederholt darauf verwiesen, dass sie, wenn sie einen Menschen nur an einer einzigen Körperstelle behandeln könnte, diese Region um die zwölfte Rippe wählen würde. Tatsächlich ist dieser Körperabschnitt eine der signifikantesten Stellen des Übergangs zwischen zwei großen Innenräumen.

Betrachten wir den Körper von außen, so finden wir dort diagonal verlaufende Muskelketten, die die Vorderseite des Bauchraums mit den Seiten des Brustkorbs verbinden. Blicken wir weiter nach innen, so treffen wir an dieser Stelle auf die tief liegenden Muskelschichten,* die die zwölfte Rippe mit dem oberen Rand des Beckens verbinden.

Das strukturelle Ziel, das Ida Rolf für dieses Segment formuliert hat, lässt sich am besten mit einer erweiterten Atmungsbewegung beschreiben: Während der Klient am Ende der Sitzung auf der Seite ruht, sollten wir die Atmungsbewegung in den Flanken sehen können. Gelingt die Behandlung ganz besonders gut, so wird der Betrachter den Eindruck gewinnen, als würde sich der Atem wie eine innere Welle ausbreiten; der Hüftbereich scheint sich dabei beim Einatmen vom Brustkorb weg, in Richtung der Beine zu bewegen, während sich gleichzeitig der Brustraum nach oben zu füllen beginnt.

Während die erste Sitzung vor allem Raum für das Einatmen schafft und die zweite das Ausatmen erleichtert, will die dritte Sitzung einen ersten Versuch unternehmen, um das Gleichgewicht zwischen Einatmen und Ausatmen zu verbessern.

Es gibt aber noch einen anderen Aspekt des Gebiets um die zwölfte Rippe. Fassen wir unterhalb der zwölften Rippe nach innen, so treffen wir auf den tief liegenden Innenraum, der hinter dem Bauchfell liegt und Raum für die Nieren lässt. Im Kapitel über die manuelle Behandlung der Organe werden wir auf die Bedeutung dieses Innenraums zu sprechen kommen.

Die dritte Rolfing-Stunde bildet mit den beiden vorhergehenden Behandlungen eine Einheit und in gewissem Maß auch einen Abschluss: Der Organismus hat mit der Behandlung der Körperseiten meist ein neues Zwischengleichgewicht gefunden.

Sobald uns die Behandlungsserie über die dritte Stunde hinausführt, kommen wir zu tiefer gelegenen Schichten, die in den ersten drei Sitzungen nicht direkt berührt wurden. Zwischen der vierten und der siebten Rolfing-Stunde liegt das Kernstück des klassischen Rolfings.

Die ersten drei Sitzungen sind eine Vorbereitung auf dieses Kernstück. Die abschließenden Sitzungen acht, neun und zehn dienen der Harmonisierung und Stabilisierung.

* Ein massiver Muskel verbindet die zwölfte Rippe mit dem oberen Rand der Beckenschaufel; es ist der *Quadratus Lumborum.*

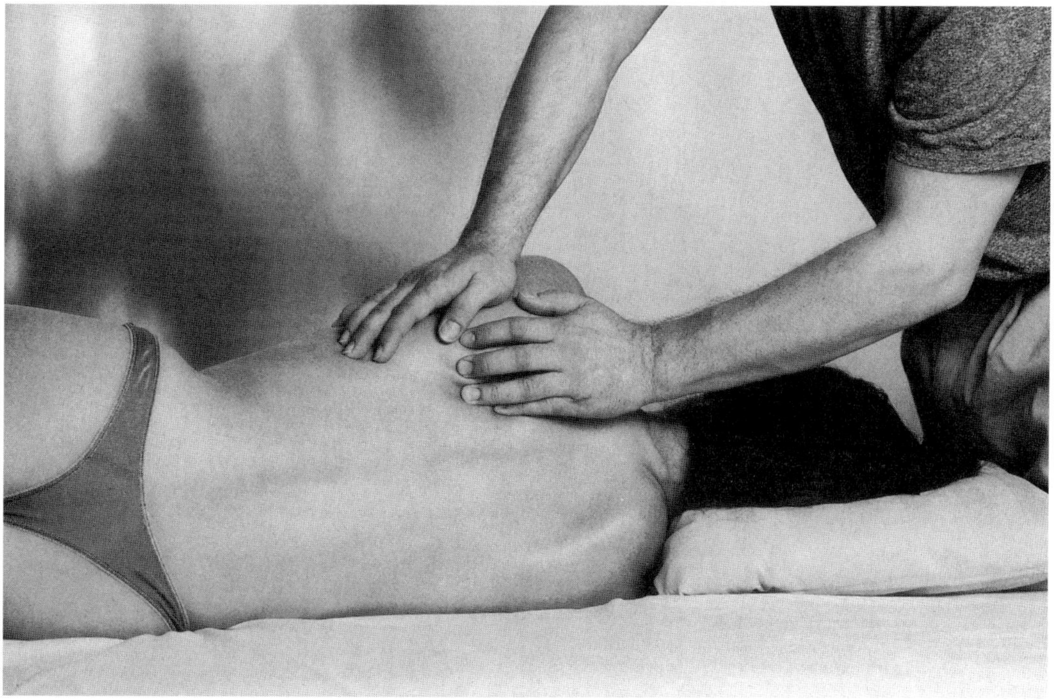

Abb. 12: Die Art der Berührung, die Rolfer verwenden, hat eine ganz typische Qualität, die sich von anderen Behandlungsverfahren unterscheidet. Viele Rolfing-Techniken fühlen sich sehr angenehm an, aber sie sind auch intensiv. Die Intensität ensteht dadurch, dass der Behandler sehr langsam in Kontakt mit den Spannungen des Gewebes geht.
Auf dem Foto sehen wir die Behandlung von Faszienschichten im Schulterbereich.
Der Rolfer verwendet sein eigenes Körpergewicht, um langsam gleitenden Kontakt herzustellen.
Er arbeitet wohlgemerkt gar nicht so sehr mit dem Druck seiner Hände, sondern die Hände geben stufenweise das Körpergewicht des Behandlers weiter. Es ist so, als würde der Dimmer eines Lichtschalters stufenweise, ohne Stockung angedreht. Damit vermeidet man, dass Nerven unnötig unter Druck geraten, und die Gewebeschichten wehren sich auf diese Weise nicht gegen den Kontakt.
Die abgebildete Behandlung stammt aus einer dritten Rolfing-Stunde.
Die Arbeit im Bereich der zwölften Rippe wird mit der Schulterbehandlung vorbereitet.

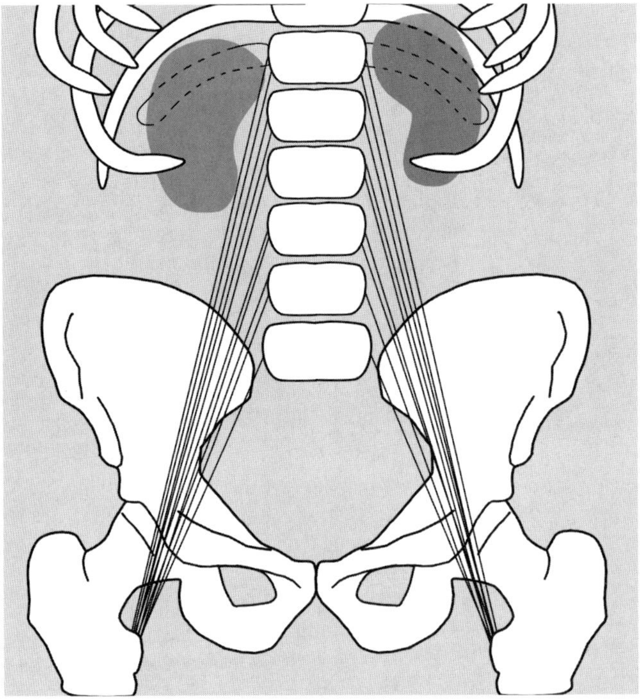

Abb. 13: Wenn wir hinter die Organe des Verdauungstrakts blicken, öffnet sich der so genannte retroperitoneale Raum, das ist der Raum hinter dem Bauchfell, in dem die Nieren lediglich von den Gefäßen, dem Nierenfett und der Nierenfaszie gestützt werden. Auf der Höhe der letzten Rippe, der zwölften, wölbt sich die Faszie des Zwerchfells wie ein Kuppeldach über die Nieren. Genauso wie die Organe des Bauchraums werden die Nieren vom Zwerchfell während des Atemvorgangs bewegt. Die Beweglichkeit der Nieren ist sehr wichtig für ihre Funktion. Kommt es zu dauerhaften Bewegungseinschränkungen oder sogar zu einem Absinken einer Niere, können folgenschwere Konsequenzen auftreten. Eine Senkniere gerät in Kontakt mit der Faszie des angrenzenden Psoasmuskels, kann während des Atmens nicht mehr wirklich frei gleiten und gefährdet das innere Spannungsgleichgewicht an der vorderen Seite der Lendenwirbelsäule. Es kommt damit zu einer tief greifenden Veränderung der inneren Form des ganzen Organismus. Und auch von außen betrachtet lassen sich dann Verschiebungen ausmachen. Der Muskeltonus reagiert darauf, dass eine Seite des Körpers von innen zusammensackt, und entwickelt eine Gegenspannung. Eigenartigerweise kann eine innere Bewegungseinschränkung von nur wenigen Millimetern eine sehr deutlich sichtbare Verschiebung im äußeren Körperbau hervorrufen.

Die vierte Rolfing-Sitzung

Die Schleusen des Beckens öffnen

Thematisch ist die vierte Stunde mit der zweiten verbunden. Es geht jeweils um die strukturellen Zusammenhänge, die zwischen den Füßen und Beinen und dem Rücken bestehen. Die vierte Stunde ist eine Fortsetzung der zweiten, weil sie die Arbeit an der unteren Extremität weiter führt, und eine Fortsetzung der dritten Stunde, weil sie den geometrischen Blickwinkel auf die Seitenlinie des Körpers mit dem Blickwinkel auf die »innere Linie« weiterführt. Auch bei dieser inneren Linie stellt sich die Frage, ob eine Aufrichtung der Hauptsegmente ohne viel Anstrengung möglich ist. Der Rolfer betrachtet den Körper seines Klienten vor allem von vorne und von hinten. Wenn er das tut, beurteilt er die Spannungsverteilung, die tief innen, vor der Wirbelsäule vorhanden ist und vergleicht sie mit den tief liegenden Relationen im Rücken.

Für den praktischen Behandlungsablauf der vierten Sitzung gibt es unterschiedliche Vorgehensweisen. Es stellt sich zunächst immer die Frage, wie erfolgreich die Arbeit war, die während der zweiten Stunde an den Füßen und Beinen geleistet wurde. Sofern die zweite Stunde die Gelenkachsen von Sprung-, Knie- und Hüftgelenken gut einstellen konnte, kann sich der Rolfer sofort dem Übergang zwischen den Beinen und dem Becken widmen. Wenn aber die zweite Sitzung nicht mit großem Erfolg gekrönt wurde, muss er noch einmal am Knöchel ansetzen und nach und nach die tiefen Bandstrukturen am Übergang zwischen Unterbein und Fuß sowie die Membranen zwischen den Muskelgruppen des Beins behandeln.

Die vierte Stunde ist, wie wir bereits dargestellt haben, eine der Kernsitzungen, die sich mit dem Innenraum des Körpers befasst. Die Organe des Beckenraums werden vom Beckenboden wie von einer Schale getragen. Damit diese »Schale« ihre Aufgabe erfüllen kann, muss zwischen den Bindegewebsschichten der Oberschenkel, die am Becken enden, und dem Becken selbst genügend Beweglichkeit bestehen. In der vierten Stunde arbeiten wir deshalb sehr nachhaltig an den Faszien der so genannten Adduktorengruppe, Muskeln, die an der Innenseite der Beine zwischen dem unteren Beckenrand und dem oberen Ende des Schienbeins verlaufen.

Und wir behandeln erstmals die tief liegenden Schichten des Rückens, die dafür verantwortlich sind, ob wir uns frei nach allen Seiten beugen können. Diese Rückenbehandlung lässt sich am besten auf einem stabilen Hocker durchführen, weil der Klient Kontakt mit dem Boden benötigt, um sich gegen den intensiven

Kontakt der Rolfer-Hände in seinem Rücken zu stützen. Es ist gut, wenn er dabei die Augen geöffnet hat. Die vierte Stunde ist eine *grounding*-Stunde wie die zweite, aber über die »innere Linie« will sie unsere Aufmerksamkeit zugleich nach oben, in die räumliche Orientierung führen. Man muss sich das so vorstellen, als würde in der Innenkonstruktion der Beine ein Auftrieb entstehen, der sich über den Beckenboden an der Vorderseite der Wirbelsäule, ganz tief innen hinter unseren Organen bis in die mittleren Schichten unseres Nackens fortsetzt und an der Innenauskleidung der seitlichen Schädelknochen endet.* Die Behandlungsziele der vierten Stunde lassen sich folgendermaßen zusammenfassen:

- Die in der zweiten Stunde begonnene Behandlung der Fuß- und Beinstrukturen wird so weitergeführt, dass das Bein als Ganzes besser unter dem Hüftgelenk zu stehen kommt.
- Falls das Becken insgesamt nach vorne verschoben ist, unterziehen wir die Beinspannung einer tief gehenden Behandlung, bis sich das Becken als Ganzes zwischen Knie und Brustkorb einpendelt. Dabei achten wir erstmals auf die Rolle der Bänder, die zwischen den einzelnen Beckenknochen verlaufen. Dieser Ansatz, die Behandlung der Bandstrukturen des Beckens, wird in der sechsten Stunde eine vertiefende Fortsetzung finden.
- Die in der zweiten Stunde begonnene Arbeit an den Faszienschichten des oberen Rückens wird nun auf den gesamten Rücken unter Einbeziehung der Beckenstrukturen ausgedehnt.
- Nachdem der Rücken behandelt wurde, überprüfen wir die Beweglichkeit des Nackens in seinen mittleren Schichten. Es ist außerordentlich wichtig, dass wir den Auftrieb, der an der Vorderseite der Wirbelsäule entsteht, bis in das Innere des Halses weiterführen. Das beinhaltet bei manchen Patienten die Behandlung des vorderen Rachens, des Mundbodens und eventuell des Oberkiefers. Die vierte Stunde ist in diesem Sinn die erste große Reise nach innen.

* Für den an Osteopathie interessierten oder geschulten Leser: Die vierte Stunde wendet sich auch an Bewegungseinschränkungen zwischen Kreuzbein und Steißbein und berücksichtigt die Relationen des *os temporale* mit dem *ilium.*

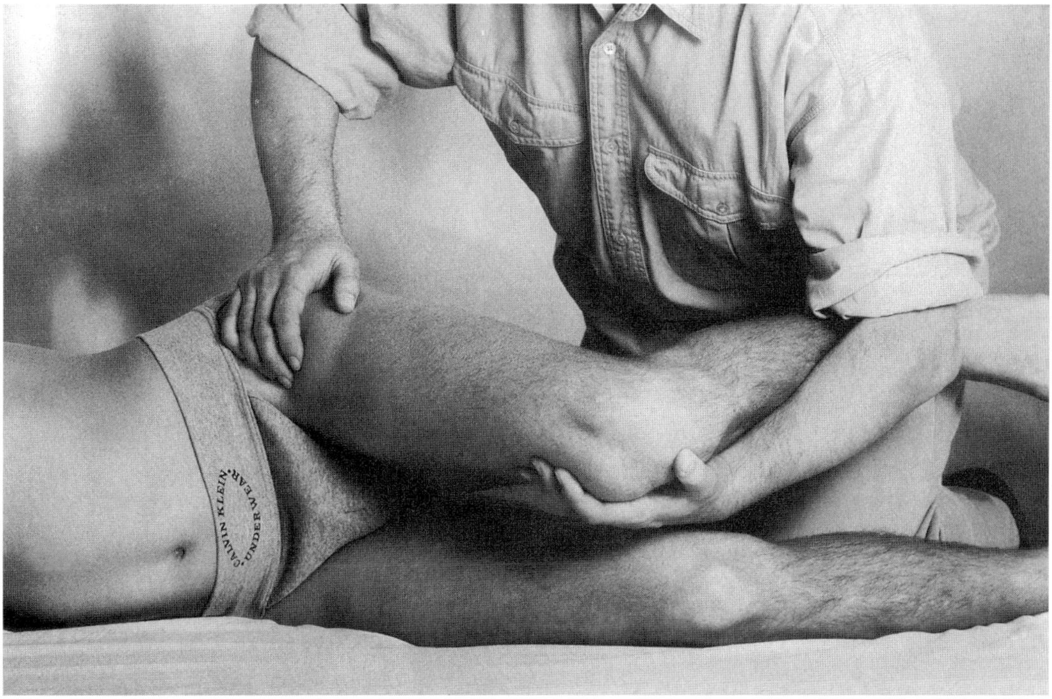

Abb. 14: Dieses Foto zeigt die Behandlung eines jungen Sportlers mit Techniken aus der vierten Rolfing-Sitzung. Der Rolfer lässt das Unterbein auf seiner Hüfte ruhen, während er mit dem Gewicht seines Klienten arbeitet: Der Oberschenkel ruht mit dem Knie in der Hand des Behandlers; damit ergibt sich ein müheloser Zugang zu der Stelle, an der die so genannten Adduktoren, das sind die Muskeln zwischen den Beinen, unterhalb des Knies, enden. Der Rolfer gibt mit seiner anderen Hand gleichzeitig Druck gegen den Ursprung der Faszie an der Außenseite des Oberschenkels. Diese Faszie entspringt von einem kleinen, kräftigen Muskel, dem *Tensor Fasziae latae.*

Wir sehen also eine kombinierte Behandlung der Außenseite und der Innenseite des Beins. Es geht darum, die Verbindung des Beins mit dem Becken so zu korrigieren, dass beide Beine richtig unter dem Becken stehen, und das Becken zugleich als Grundstein des Rückens funktioniert.

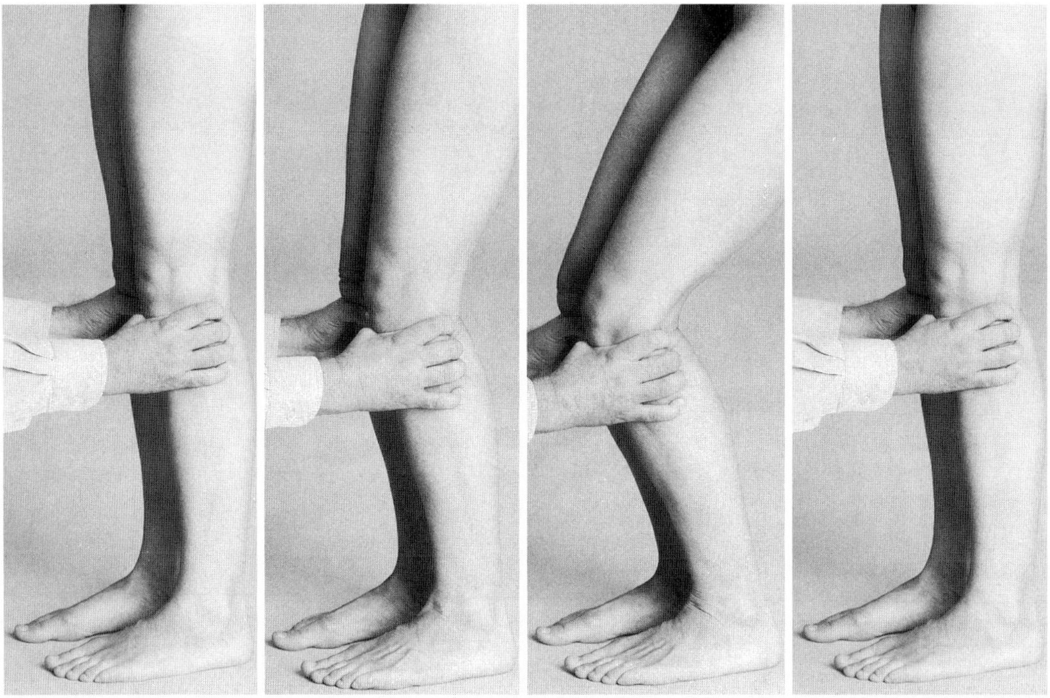

Abb. 15 a–d: Beim Rolfing werden die Beine auch im Stehen behandelt. Auf den Fotos ist eine Technik abgebildet, die man *Tracking* nennt. Die Klientin muss dafür ihre Beine in eine genaue Scharnierachsenposition bringen. Hüfte, Knie und Knöchel stehen dann genau übereinander. Während der Rolfer die Kniegelenke energisch fest hält und auf einer Linie nach vorne führt, macht die Klientin eine leichte Kniebeuge. Die tief liegenden Gewebeschichten dehnen sich dadurch in eine normalere Richtung. *Tracking* verbessert nicht nur die Beweglichkeit der Gelenke, sondern gewährleistet auch eine bessere Koordination des Bewegungsablaufs. Wir verwenden diese Technik häufig im Anschluss an die vierte Sitzung und kommen in späteren Sitzungen wieder darauf zurück.

Die fünfte Rolfing-Sitzung

Den Organen Platz schaffen

Gemäß der Theorie der Rolfing-Methode findet sich die Ursache der meisten Rückenprobleme oft irgendwo anders im Körper. Häufig spielt dabei das Becken eine wichtige Rolle. Das liegt daran, dass die Beckenstrukturen ähnlich wie die Strukturen des Kopfes ungeheuer massiv sind und im Wesentlichen von sehr zähen Bandstrukturen zusammengehalten werden. Hat sich in diesen zähen Schichten erst einmal ein bestimmtes Muster verfestigt, so hat der Rücken keine Chance. Er muss auf die unterhalb gelegenen Fixierungen reagieren, um sich unter dem Einfluss der Schwerkraft einigermaßen aufrecht zu halten.

Ob das Becken als Ganzes von der Lotlinie abweicht, kann von einer Vielzahl unterschiedlicher Faktoren abhängen. Als Erstes müssen wir die Spannungsverhältnisse um das Hüftgelenk untersuchen. Wenn vor und hinter der Hüftachse sehr unterschiedliche Zugkräfte aus den Beinen auf das Becken wirken, wird es deutlich nach vorne oder nach hinten kippen.

Als Ida Rolf ihre zehn Sitzungen entwickelte, war der vorherrschende Beckentyp das ausgeprägte Hohlkreuz. Wir müssen uns darüber im Klaren sein, dass die Vorstellungen, die sich die Begründerin der Rolfing-Methode vom Körperbau machte, von Beobachtungen geprägt waren, die sie schon zwischen den beiden Weltkriegen machte. Die militärische Haltung, »Bauch rein, Brust raus« und das angespannte Hohlkreuz hatte sie jahrzehntelang gesehen, und dagegen versuchte sie sich energisch zu wenden. Ihr Ideal war ja nicht Haltung, sondern Struktur, eine Körperform, die durch gelöstes Aufrechtsein auffällt.

Ida Rolf entwickelte deshalb als Hauptziel der fünften Rolfing-Stunde ihre Vorstellung vom horizontalen Becken und der wenig gewölbten Lendenwirbelsäule. Was ist damit gemeint? Wir konnten bereits sehen, dass das Becken selten in dieser idealen Position verweilt, ganz gleich, ob wir sitzen, stehen oder gehen, dieser massive Block zwischen unseren Beinen und dem oberen Rumpf hat eine Tendenz, nach vorne oder nach hinten zu kippen. Sobald wir uns auch nur etwas entspannen, kippt es sofort aus der Idealposition, die ihm Ida Rolf verschreiben wollte.

Wir brauchen also immer etwas zusätzliche Anstrengung mit unseren »Haltungsmuskeln«, um das Becken in der horizontalen Idealposition zu halten. Mein Schweizer Kollege, der Rolfer und Arzt Hans Flury hat sehr genau nachweisen können, dass diese Anstrengung im Widerspruch zur Grunddidee der Strukturellen

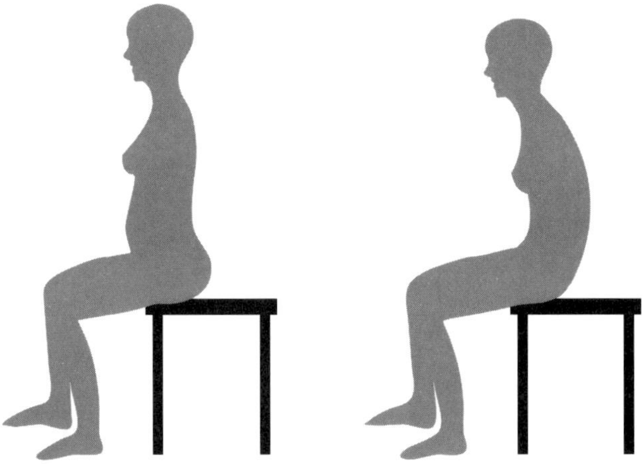

Abb. 16 a, b: Wenn das Becken wie auf der linken Abbildung leicht nach vorne gekippt ist, entsteht im ganzen Körper ein Auftrieb. Zwischen den natürlichen Krümmungen des Rückens stellen sich fließende Übergänge ein. Dies ist vor allem dann der Fall, wenn wir diese Haltung durch ein Loslassen der äußeren Bauchmuskulatur herbeiführen und sich die Muskeln hinten im Kreuz nicht anspannen. Die rechts abgebildete Sitzhaltung ist nur scheinbar bequem: Der Atemraum ist eingeengt, das Gewicht der Organe zieht an der Vorderseite des Rückens, und der Übergang zwischen oberem Rücken und Nacken ist ständig unter Zug. Es ist sicherlich unbedenklich, für einige Zeit so zu sitzen. Wenn dieser Zustand aber durch viele Stunden, Tage, Wochen und Monate zu einem festen Muster wird, gibt es Probleme. Erfahrungsgemäß verkürzen sich dann die Schichten an der Rückseite der Beine so stark, dass wir unser Becken gar nicht mehr nach vorne kippen lassen können und der Versuch aufrecht zu sitzen scheitert. In einer derartigen Situation ist erst einmal eine Rolfing-Grundbehandlung angezeigt, damit genügend Elastizität in den Beinen entsteht und das Hüftgelenk genügend Beweglichkeit entwickelt.

Integration steht. Wir wollen mit der Rolfing-Behandlung doch eine möglichst energiesparende Struktur fördern und sollten uns daher nicht zusätzlich anstrengen, um eine bestimmte Position zu halten. Im Sitzen sieht das Becken nämlich wie ein Ei aus, und es wird ohne unsere zusätzliche Kontrolle nicht wie das Ei des Kolumbus stehen bleiben. Hans Flurys Revision der waagrechten Ausrichtung des Beckens lässt sich deshalb nicht von der Hand weisen.* Er hat schlüssig dargelegt, dass die fünfte Stunde der Rolfing-Grundserie eine Beckenausrichtung fördern

* Vgl. Hans Flurys Revision der waagrechten Ausrichtung des Beckens. Vgl. Hans Flury, Willi Harder: The Tilt of the Pelvis, *Notes on Structural Integration* 88/1, Zürich 1988.

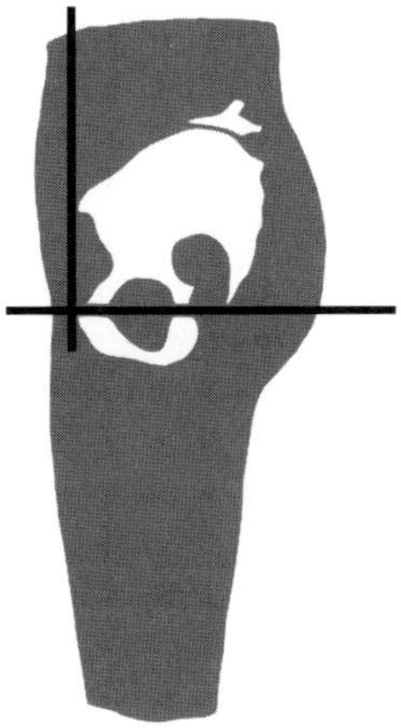

Abb. 17: Wenn das Becken horizontal steht,
befinden sich der obere Rand des Schambeins und die Spitze
des Steißbeins auf einer horizontalen Linie.
Gleichzeitig befinden sich die *Spina iliaca anterior superior* und
der genannte Rand des Schambeins auf einer vertikalen Linie.
Wir wissen heute, dass dieses »Idealbecken« gar nicht so vorteilhaft ist,
wie es auf den ersten Blick aussieht, weil dadurch der untere Rücken
seine federnde Krümmung verliert. Und ohne diese natürliche
Krümmung entsteht zwischen dem letzten Lendenwirbel
und dem Kreuzbein ein verhängnisvoller Knick, der
die unterste Bandscheibe unter Druck bringt.
Ein Flachrücken ist keine gute Alternative
zum so genannten Hohlkreuz.

sollte, die leicht nach vorne gekippt ist. Diese Struktur ermöglicht einen fließenden Übergang zwischen Kreuzbein und dem letzten Lendenwirbel und gewährleistet eine federnde Wölbung des unteren Rückens.

Hinzu kommt noch ein anderer wichtiger Aspekt, der eine Revision von Ida Rolfs ursprünglicher Vorstellung nahe legt. Jede Körperstruktur entwickelt sich nicht nur im Einfluss physikalischer Kräfte wie der Schwerkraft, sondern in einem bestimmten kulturellen Kontext, der von Alltagsaktivitäten, sozialen Normen, von individuellen seelischen Zuständen, von Absichten und Sehnsüchten geprägt ist. Körperstruktur ist geprägt vom individuellen und sozialhistorischen Kontext. Und dieser Kontext hat sich seit Ida Rolfs Lebzeiten drastisch verändert.

Die Veränderungen haben sogar im rein mechanischen Bereich Auswirkungen. So wurde etwa das Stuhlmaß von den Innenarchitekten seit dem Jahr 1904 nicht verändert. Die Menschen werden aber immer größer, ohne dass die Sitzmöbel angepasst würden. So sind die Stühle für jüngere Menschen heutzutage einfach viel zu niedrig: Das Hüftgelenk ist beim Sitzen niedriger als das Knie; das Becken kippt damit automatisch nach hinten, sobald wir uns auch nur ein klein wenig entspannen.

Hinzu kommt die schon erwähnte veränderte Aktivität im Alltag: das Sitzen vor den Bildschirmen des Computers und des Fernsehers; die gesamte Visualisierung unserer modernen Kultur, die einen Verlust des substratorientierten Bodenkontakts verstärkt. Wir sehen bei jungen Leuten nur noch sehr selten ein ausgeprägtes Hohlkreuz, und dass die Technokultur das nach hinten hängende Becken so unsäglich cool findet, macht das Ganze sicherlich nicht besser.

Für das Rolfing des neuen Jahrtausends ist es deshalb essenziell, die Behandlungsziele der fünften Sitzung neu zu formulieren. Demnach sind die neuen Ziele der fünften Sitzung:

- Förderung einer leichten Beckenkippung nach vorne um die Hüftachse statt der ursprünglichen horizontalen Ausrichtung.
- Aktivierung der äußeren Schichten der Bauchmuskulatur unter besonderer Berücksichtigung einer besonders wichtigen Bindegewebsschicht, der transversalen Faszie, die unter der Oberflächenmuskulatur des Bauchs und um den ganzen Bauchraum verläuft und gleichzeitig nach oben mit der großen Innenhüllschicht des Brustkorbs, der so genannten endothorakalen Faszie verbunden ist.
- Aktivierung des tief hinter den Organen verlaufenden Psoasmuskels, der die Lendenwirbelsäule mit der Innenseite der Oberschenkelknochen verbindet.
  Dieser Muskel hat für das Gehen eine wichtige Rolle zu spielen. Dadurch, dass wir meist Schuhe tragen, und der aktive Gebrauch unserer Zehen fast verkümmert ist, benutzen viele Menschen diesen Muskel nicht mehr in adäquater Form. Damit tendiert das Becken dazu, in sich zusammenzusacken. Die Organe geraten somit in Gefahr, nach unten zu sinken.
  Typische Erscheinungen dieser Art sind eine Senkung der Gebärmutter und der Nieren, die sich nachteilig auf die ganze vitale Konstitution auswirkt. Für eine neue Betrachtung der Rolle des Psoas sollten wir auch die strukturelle Rolle der Organe des Bauchraums berücksichtigen und in das neue Konzept der fünften Rolfing-Stunde als Ergänzung der klassischen Rolfing-Technik die

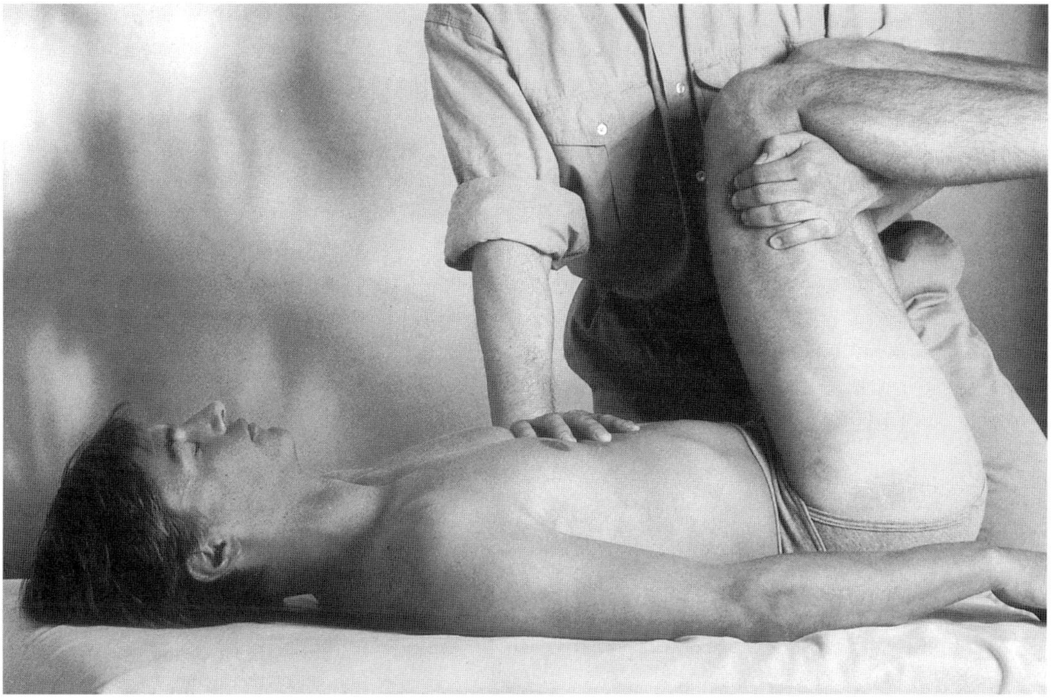

Abb. 18: In der fünften Rolfing-Sitzung geht es um den Bauchraum.
Um genügend Bewegungsraum für die Organe zu schaffen, muss zunächst der Übergang zwischen Bauchraum und Brustraum in all seinen Bauelementen untersucht werden.
Dabei spielen auch die Schichten hinter dem Brustbein eine Rolle.
Auf dem Foto ist erkennbar, wie der Rolfer Druck gegen das Brustbein gibt, um die Muskelschichten im Inneren, vor allem den Muskel *Transversus thoracis,* indirekt zu einer Reaktion zu bringen. Gleichzeitig werden die Beine des Klienten angehoben und die Hüftachse wird in den Behandlungstisch gedrückt, um eine leichte Wölbung der Lendenwirbel zu fördern.
Beim klassischen Rolfing werden auch die Muskelschichten, die hinter dem Bauchfell seitlich der Lendenwirbel verlaufen, behandelt. Es geht dabei vor allem um eine Aktivierung des Lendenmuskels, des *Psoas,* und des Darmbeinmuskels, des *Iliacus.*
Diese Behandlung zielt darauf, dem Kreuz eine bessere Basis von vorne zu geben.

Erkenntnisse der so genannten Viszeralen Manipulation von Jean Pierre Barral einbeziehen.*

- Schließlich gilt immer noch das traditionelle Behandlungsziel der fünften Stunde, dass nämlich die Strukturen im Beckeninnenraum, vor allem die Schichten vor der Lendenwirbelsäule, mit den Strukturen des oberen Rückens zwischen Schulterblättern ein Gleichgewicht finden sollen.
- Ein wesentliches Behandlungsziel der Stunde hat mit der Fortbewegung zu tun. Die zweite und vierte Rolfing-Sitzung haben für die Füße und Beine eine neue strukturelle Grundlage geschaffen. Die fünfte Rolfing-Sitzung will diese Grundlage in einen funktionellen Kontext überführen.
  Es geht nun nicht nur um die Füße und Beine und ihre Beziehung zum Rücken, vielmehr um die Relation zum Beckenraum und damit um die innere Verbindung des Rumpfs mit den Gliedmaßen. Nach einer erfolgreichen fünften Stunde rollen die Beine beim Gehen aus dem Becken und hängen im Stehen vom Zwerchfell.

Folgen wir der »Logik des Körperbaus«, so müssen wir uns zwangsläufig auch mit der Beckenrückseite beschäftigen, denn dort befinden sich die Gelenke zwischen Darmbeinschaufel und Kreuzbein, die Iliosakralgelenke, die bei der Fortbewegung eine bedeutende Aufgabe zu erfüllen haben. Die Zeit ist damit reif für die sechste Rolfing-Stunde, die sich vor allem mit der Beckenrückseite beschäftigt.

Die sechste Rolfing-Sitzung

Beweglichkeit für das Os Sacrum – den heiligen Knochen

Mit dieser Stunde kommt die Behandlung der Bein- und Beckenstruktur zu einem vorläufigen Abschluss. Das klassische »Rezept« folgt den seitlichen Schichten des Unterbeins vom Knie abwärts, während der Klient meist auf der Seite oder in Rückenlage ruht. Dann begibt er sich in Bauchlage. Das ist eine große Ausnahme, denn beim klassischen Rolfing ruht der Klient meist auf dem Rücken, er lässt sich in die Hände des Rolfers sinken, der damit das Gewicht ausnützt, um widerstandsfrei in tiefe Schichten vorzudringen.

* Im Kapitel über die Viszerale Methode von Jean Pierre Barral werden wir darauf ausführlicher zu sprechen kommen.

Sobald sich der Klient in Bauchlage befindet, behandelt der Rolfer die Faszienschichten der Beinrückseite, bevor er zu den komplexeren Strukturen der Beckenrückseite gelangt. Die Arbeit am Bein ist nochmals ein Versuch, alle unnötige Überspannung des Fasziennetzes, die sich von der unteren Extremität auf den Rücken auswirken könnte, zu vermindern. Die sechste Stunde fasst somit die in der zweiten und vierten Stunde geleistete Vorarbeit nochmals zusammen und trägt sie durch alle Schichten des Rückens aufwärts bis in die innersten Bereiche des Halses, um die siebte Stunde, die sich mit dem Nacken, dem Kopf und dem Kiefergelenk beschäftigt, vorzubereiten.

Die Behandlungsziele der sechsten Rolfing-Sitzung sind:

- Die Strukturen um die Sprunggelenke sollen nun in einem dritten Versuch so beeinflusst werden, dass der Bandapparat zwischen den Fußknochen ein freies Gelenkspiel zulässt. Dafür müssen auch die Membranen des Unterbeins, die intermuskulären Septen, also die Zwischenwände, und die Knochenmembran zwischen Schienbein und Wadenbein in die Behandlung einbezogen werden.
- Die Faszienschichten an der Rückseite der Oberschenkel werden noch einmal auf ihre Spannungsmuster untersucht, um zu gewährleisten, dass der Übergang in das Becken frei und beweglich ist.
- Die Bänder zwischen Kreuzbein und Steißbein werden auf ihre Beweglichkeit hin überprüft. Im klassischen Konzept der sechsten Sitzung von Ida Rolf war die Beweglichkeit zwischen Steißbein und Kreuzbein eines der wichtigsten Behandlungsziele.
- Schließlich sollte das Kreuzbein – während sich der Klient in Bauchlage befindet – die Bewegung des Atems zeigen: Beim Einatmen vermindern sich die natürlichen Krümmungen der Wirbelsäule und der obere Rand des Kreuzbeins bewegt sich nach hinten, beim Ausatmen durchlaufen die Wirbelkörper und das Kreuzbein die umgekehrte Raumkurve, das heißt, die Krümmungen der Wirbelsäule verstärken sich, und der obere Rand des Kreuzbeins bewegt sich nach vorne, also in Bauchlage in der Richtung des Behandlungstisches. Es ist das Ziel der sechsten Rolfing-Sitzung, dass sich diese Bewegung wellenförmig durch den ganzen Rücken ausbreitet.

In den bisherigen Sitzungen eins bis fünf haben wir unsere Klienten vor allem im Stehen und Gehen beobachtet. Ein wichtiger Aspekt ist aber auch, wie sich der Körper im Sitzen verhält. Viele Menschen verbringen nicht nur den Arbeitsalltag, sondern auch viele Stunden ihrer Freizeit im Sitzen. Deshalb sollte die Rolfing-

Behandlung die Struktur für aufrechtes Sitzen vorbereiten, das den Organen genügend Bewegungsspielraum lässt und die Atmung nicht behindert. Um eine stabile Sitzhaltung zu finden und dauerhaft einnehmen zu können, bedarf es elastischer, aber nicht überelastischer Bänder im gesamten Becken.

Aus der Sicht der Rolfing-Methode sind die Bänder nicht nur dichtes Bindegewebe, das von einem Knochen zum anderen reicht und dort endet. Wir sehen die Bänder als lokale Verdichtungen des Endlossystems des Bindegewebes. Bänder sind in diesem Sinn nicht lebloses Material, sondern eine hochintelligent konstruierte Orientierungshilfe der Muskelaktivität.

Da die Behandlung der Bandstrukturen des Beckens und der unteren Lendenwirbelsäule einen starken Auftrieb im Inneren der Körperhöhlungen erzeugt, da dabei häufig die Wirbelsäulenkrümmungen fließender und damit länger werden, kommt es im Anschluss der sechsten Sitzung gelegentlich zu einem regelrechten Innenschub des ganzen Rückensystems nach oben. Es ist deshalb sehr wichtig, die tief innen verlaufenden Schichten des Halsbereichs zu Beginn und gegen Ende der Sitzung gründlich auf Beweglichkeit und Gleitfähigkeit zu untersuchen. Besondere Bedeutung kommt den so genannten *Scalenus*-Muskeln zu. Sie verbinden die mittleren Halswirbel mit den oberen Rippen und spielen eine wichtige Rolle beim Atmen. Durch Zugwirkung auf die Rippen bewirken sie eine Gegenaktion gegen die Abwärtsbewegung des Zwerchfells und gewährleisten damit, dass sich die oberen Lungen füllen können. Diese Muskeln haben eine außergewöhnliche Faszienuntergliederung. Ein Teil ihrer Faszienhülle verzweigt sich zu einer bandartigen Schicht, die nicht zum Endpunkt der Muskeln an den Rippen weiterläuft, sondern als Nebenzweig weiter nach innen zur Pleurakuppel führt. Dieser Nebenast der Scalenus-Faszie hält die *Pleura,* die Hüllschicht der Lungen mitsamt den Lungen nach oben und garantiert damit, dass die Sogwirkung des Zwerchfells die Lungen nicht nach unten zieht. Um die innere Verbindung zwischen Brustraum, Nacken und Kopf zu gewährleisten, unterziehen wir diese Schichten einer subtilen, tief gehenden Behandlung. Die Technik erfordert vom Rolfer große Genauigkeit und Eleganz.

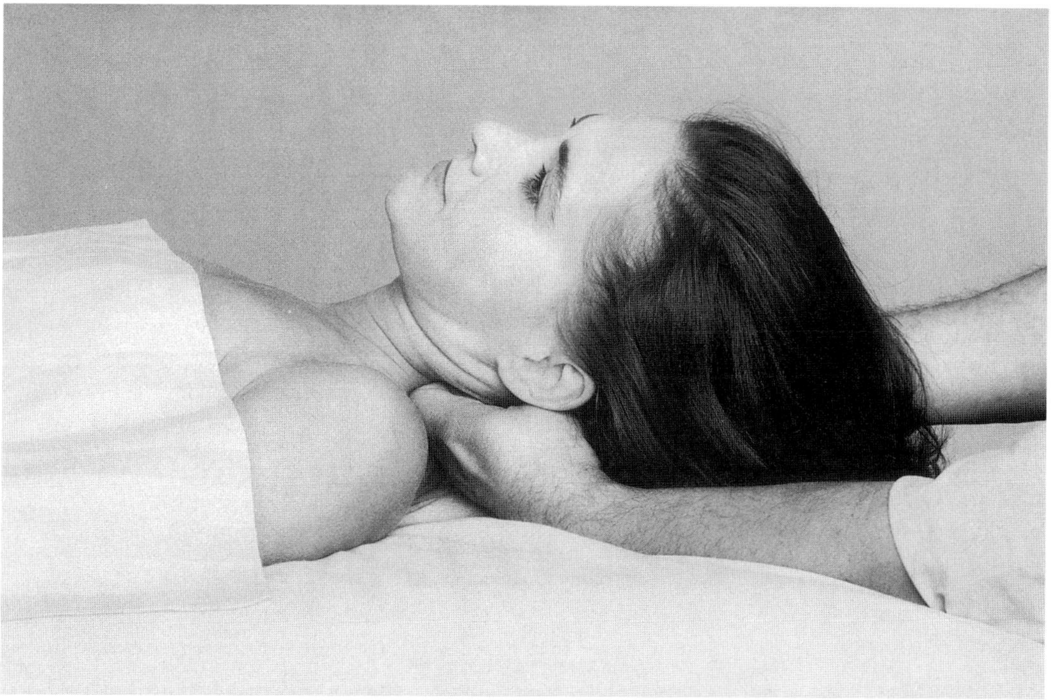

Abb. 19: Die sechste Rolfing-Sitzung setzt die Arbeit am Becken fort, indem die Verbindung des Kreuzbeins mit dem Darmbein, die Verbindung des Steißbeins mit dem Kreuzbein und die gesamte Dynamik des Beckens im Verhältnis zu den Sprunggelenken behandelt werden. Bei einer erfolgreichen Behandlung dieser Strukturen entsteht im ganzen Körper ein Auftrieb nach oben. Möglicherweise wird sich die Klientin dann beim Gehen sehr leicht fühlen.
Dieser Auftrieb setzt sich nach oben bis in den Nacken fort.
Deshalb ist es meistens nötig, auch eine Behandlung der tiefen Schichten des Nackens durchzuführen. Auf dem Foto ist eine Technik abgebildet, die einen mühelosen Zugang zu den Muskelschichten ermöglicht, die die mittleren Halswirbel mit den oberen Rippen verbinden, die so genannte Skaleniusgruppe. Die Faszienschichten dieser Muskeln verzweigen sich im Brustraum in zwei Nebenäste, die sich mit der Hüllschicht der Lungen vereinigen.
Über das Innere des Nackens ist somit ein Zugang in die Spannungsmuster der oberen *Pleura* möglich; wir befreien damit die Atembewegung im obersten Teil der Lungen sozusagen »von innen«.

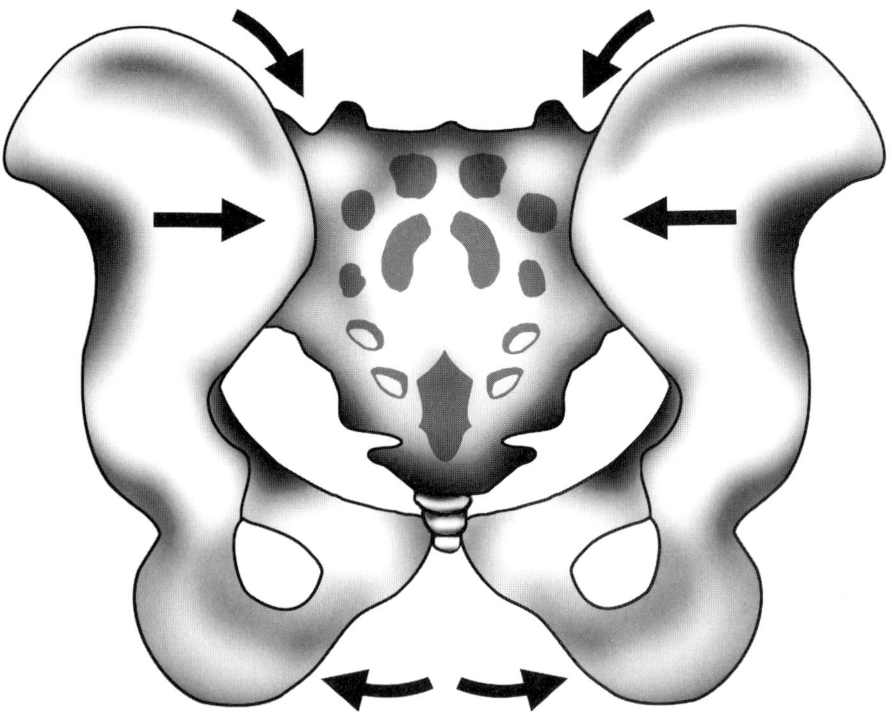

Abb. 20: Die Knochenstruktur des Beckens im Sitzen. Ansicht von hinten.
Sobald wir uns hinsetzen, treten in den Beckengelenken charakteristische Bewegungen auf: Die Sitzhöcker weichen knapp über einen Zentimeter auseinander, die Oberkante des Kreuzbeins geht etwas nach vorne und der Beckenboden weitet sich. Gleichzeitig schließen sich die Gelenke am oberen Beckenrand etwas mehr. Damit tritt eine Entlastung der unteren Rückenwirbel ein. Beim Sitzen kann damit das Körpergewicht über die Hüften abgeleitet werden. Dieses Spiel der Gelenke kommt durch ein Zusammenwirken von Muskelaktivität und Elastizität der Bänder zustande. Wenn dieses Zusammenspiel gestört ist, wenn einzelne Muskeln zu Daueranspannung neigen oder wenn das Wechselspiel der Bänder durcheinander gerät, kommt es zu Schmerzen beim Sitzen, weil das Gewicht des Oberkörpers zu stark auf dem unteren Rücken ruht.

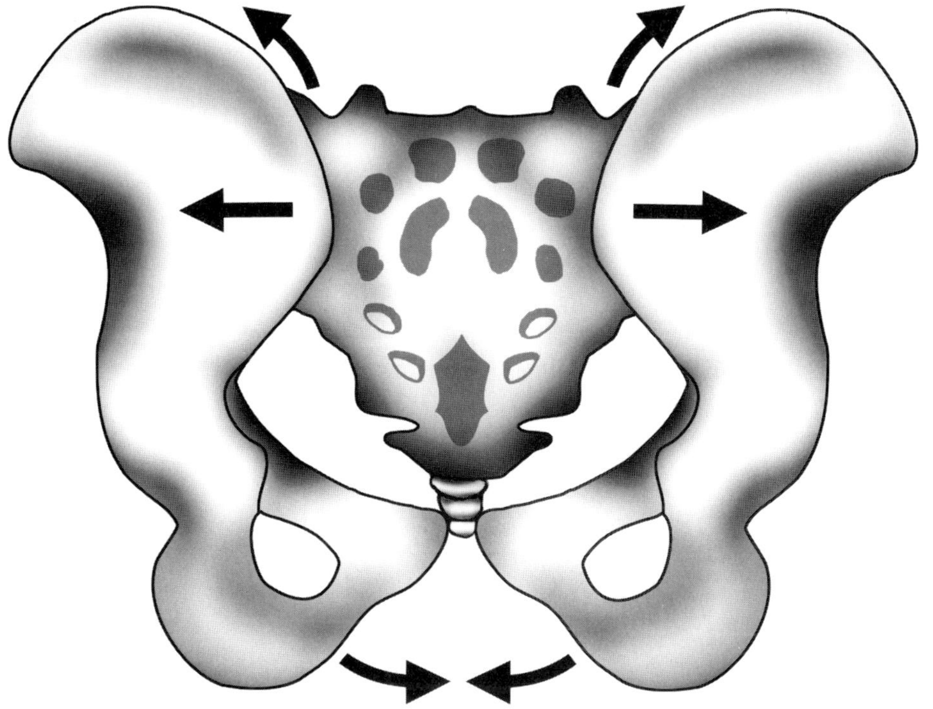

Abb. 21: Die Knochenstruktur des Beckens im Stehen. Ansicht von hinten.
Im Stehen kommen die Sitzhöcker näher zusammen, während sich die Gelenkfugen am oberen Beckenrand etwas mehr öffnen. Die Oberkante des Kreuzbeins wandert gleichzeitig mehr zurück. Ist dieser Mechanismus gestört, treten häufig Kreuzschmerzen bei längerem Stehen oder auch beim Gehen auf. Die Störung der Gelenkfunktion kann ganz unterschiedliche Ursachen haben. Wir müssen uns darüber im Klaren sein, dass die Bandstrukturen nicht nur Knochen zusammenhalten, sondern den Muskeln Orientierung geben. Und es gibt auch Kräfte, die von vorne wirken: Die Beckenorgane wie Gebärmutter und Prostata verfügen jeweils über Bandaufhängungen, die ihrerseits Kräfte auf die Knochen übertragen. Für die Praxis der Rolfing-Methode ist anatomisches Detailwissen sehr wichtig. Aber die Summe der Details gibt wenig Auskunft über die zugrunde liegenden Prinzipien der inneren Form.

Die siebte Rolfing-Sitzung

Dem kraniosakralen System Raum schaffen

In der Regel beschäftigt sich der Rolfer am Ende der Behandlung noch einmal mit dem Nacken.

Nach unserer Erfahrung haben die meisten Nackenprobleme, ganz gleich, ob es sich um einfache Gelenkblockierungen oder um ernstere Bandscheibenprobleme handelt, Ursachen in anderen Abschnitten des Körpers. Der Nacken ist zusammen mit den Augen der Endpunkt des oberen Orientierungspols. Entsprechend nimmt er Spannungen und Verschiebungen aus allen anderen Schichten, die unterhalb verlaufen, auf. Wir richten unser Augenpaar in der Regel waagrecht aus, womit jede Seitenverschiedenheit mit Drehung und Seitneigung einiger Halswirbel ausgeglichen werden muss. Der Nackenbereich ist für diesen kompensatorischen Ausgleich bestens ausgestattet. Wir finden in diesem Abschnitt nämlich vor allem sehr weiche, elastische Bänder und bewegliche Muskeln, die eine ausgleichende Anpassung an weiter unten gelegener Seitenverschiedenheit problemlos leisten können

Für den Nacken selbst ist diese Anpassung allerdings nicht ganz unproblematisch. Während dieser nämlich die im Becken- oder Brustraum vorgegebenen Bewegungseinschränkungen ausgleicht, verliert er zwangsläufig selbst etwas von seiner Beweglichkeit. Es ist somit einleuchtend, weshalb wir beim Rolfing den Nacken in der Regel erst zum Schluss der Sitzung behandeln. Wir müssen immer zuerst die Basisspannungen in den unteren Körperabschnitten ausräumen, dann nachsehen, wie viel von den im Nacken vorhandenen Problemen dadurch verschwinden und wie viel nun wirklich verbleibende, sozusagen authentische Strukturprobleme des Nackens sind.

Ida Rolf ging davon aus, dass etwa achtzig Prozent aller am Nacken spürbaren Probleme ursächlich woanders her kommen: Nach meiner eigenen Erfahrung hat weniger als ein Viertel dessen, was wir im Nacken zu spüren bekommen, etwas mit den Stellen zu tun, an denen wir den Schmerz spüren.

Und es ist somit auch verständlich, weshalb wir uns den Nacken erst jetzt in der siebten Sitzung so gründlich vornehmen, nachdem wir während der vorausgehenden sechs Sitzungen alle anderen Bereiche vorbehandelt haben.

Nun verhält es sich aber nicht so, als würden Spannungswirkungen auf den Nacken nur von unteren Körperabschnitten übertragen. Es gibt auch eine eigene Dynamik, die von oben auf den Nacken wirkt, und zwar durch die äußeren Verbindungen des Halsabschnitts mit dem Unterkiefer und durch die innere Brücke zum kraniosakralen System.

Wenn wir von Spannung im menschlichen Körper sprechen, von physiologisch sinnvoller Wohlspannung oder auch von übermäßiger Verspanntheit, so denken wir zumeist nur an die Schichten, die im Körper äußerlich sichtbar sind: Wir denken an einen Rundrücken im Bereich der Brustwirbelsäule, an den Flachrücken im Kreuz mit seinem typischen Knick zwischen letztem Lendenwirbel und Kreuzbein, oder wir denken an die enorme Muskelspannung um einen Tennisellbogen oder das vom Meniskusschaden geplagte Knie. Aber wir denken nicht daran, dass es auch in den tief innen verlaufenden Bindegewebsschichten, im Inneren des Wirbelkanals und im Inneren des Kopfes dieselbe Problematik gibt.

Wir finden dort auch eine Art Bindegewebe, das als Schutz- und Gliederungssystem das Zentralnervensystem umhüllt. Die Rede ist hier von der so genannten *Dura Mater,* die man sich wie einen Umschlag um das Gehirn und Rückenmark vorstellen kann. Diese Bindegewebsschicht besteht aus sehr zähen Fasern, sie ist sozusagen die ganz innen vorhandene Endstation all unserer Spannungen.

Wie alle anderen Bindegewebsschichten ist sie trotz ihrer Innenlage nicht von den verwandten Gewebeformen isoliert. Es gibt kleine Brücken aus dem Schädelinnenraum nach draußen, Öffnungen, durch die die Schädelnerven austreten, und es gibt eine Öffnung, die etwa den Durchmesser einer mittelgroßen Münze hat, durch die die Verbindung zwischen Gehirn und Rückenmark zustande kommt. Die Anatomen nennen diese Öffnung *Foramen Magnum.* Außerdem gibt es mehrere Stellen, an denen die Hüllschicht des Gehirns am Schädel angeheftet ist, und es gibt darüber hinaus auch innerhalb des Wirbelkanals derartige Anheftungen: Zunächst – von oben kommend – am erwähnten Foramen Magnum, der Austrittstelle des Rückenmarks aus dem Schädel, am zweiten und am dritten Halswirbel und schließlich am zweiten Abschnitt des Kreuzbeins.

Dadurch, dass die Dura Mater an den genannten Stellen mit unserem Knochensystem verbunden ist, kann sie Spannungsmuster von diesem System aufnehmen oder ihrerseits weitergeben. Sie ist also, wie bereits erwähnt, mit dem endlosen Fasziennetz verbunden.

Und es gibt da noch viele kleine Verbindungskanäle: Die Nerven haben ja auch eine Bindegewebshülle, und diese Hülle steht mit der Dura in direkter Verbindung. Bildlich können wir uns das so vorstellen: Das Rückenmark ist die Hauptstromleitung mit der Isolierschicht der Dura, davon zweigen viele Stromleitungen, die Rückennerven ab, die ihrerseits eine Isolierschicht, die so genannten perineuralen Hüllen, aufweisen. Zwischen der Isolierschicht der Hauptleitung und den Isolier-

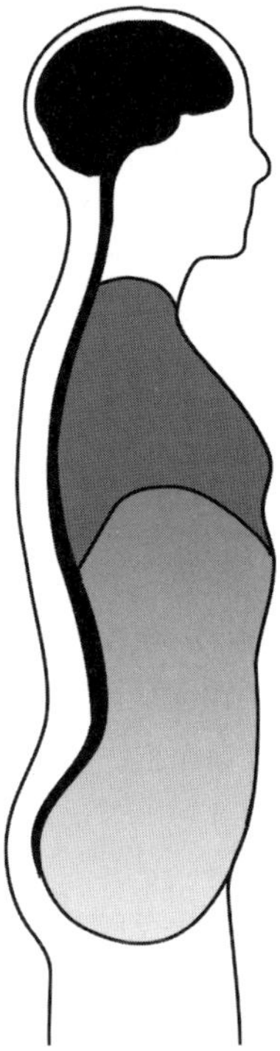

Abb. 22: Für die Bauelemente, die uns im Innersten zusammenhalten, ist eine grundlegende Gegebenheit von Bedeutung: Unser Körperinneres besteht aus Höhlungen, die unterschiedlich starken Druck aufweisen. Die großen Innenräume sind der Bauch- und Beckenraum und der Brustkorb. Aber auch der Innenraum des Kopfes und des Wirbelkanals lassen sich als eine Druckkammer beschreiben. Über die Anheftungen der Dura am Hinternhauptloch *(Foramen magnum),* am zweiten und dritten Halswirbel und am zweiten Segment des Kreuzbeins besteht eine mehrfache Brücke des kraniosakralen Systems zu den äußeren Krümmungen des Rückens. Die Innenwelt unserer Körperhöhlungen ist mit der Außenwelt unseres Muskel- und Skelettsystems verbunden.

schichten der abzweigenden Leitungen gibt es keine Unterbrechung. Die Ummantelungen gehen direkt ineinander über und gewährleisten damit eine Verbindung aus dem Wirbelkanal nach draußen. Und diese Verbindung ist auch für unser innerstes Flüssigkeitssystem passierbar. Das Gehirn und das Rückenmark schwimmen in einem Flüssigkeitsbett, der Zerebrospinalflüssigkeit. Entlang der aus dem Wirbelkanal austretenden Nervenhüllen gelangt diese Flüssigkeit nach draußen zwischen die gliedernden Bindegewebsschichten unseres Organismus. Auch hier, im Bereich der Flüssigkeitssysteme, gibt es eine absolute Kontinuität zwischen den Innenräumen unseres Kopfes und der Wirbelsäule. Die Brücken, die durch diese Kontinuität von innen nach außen und von außen nach innen entstehen, sind in beiden Richtungen passierbar: Deshalb können sich Spannungen aus dem gesamten Organismus nach innen in den Kopf und in den Wirbelkanal verlagern, oder umgekehrt können Spannungen des kraniosakralen Systems in den gesamten Organismus, in das Muskelskelettsystem oder die Organe ausstrahlen.

Die Begründerin der Rolfing-Methode, Ida Rolf, kannte den Begründer der kraniosakralen Osteopathie, William G. Sutherland, persönlich, da sie einmal mit einem ihrer Söhne zur Behandlung zu ihm gekommen war, und sie hatte auch das erste Lehrbuch der kraniosakralen Methode von Harold I. Magoun studiert.* Offenbar war sie von Sutherlands Methode tief beeindruckt. Trotzdem versuchte sie aber im Bereich der Kopfbehandlung eigene Wege zu gehen.

Die Art der Berührung, die Ida Rolf zur Behandlung der Strukturen des Kopfes lehrte, ist wesentlich intensiver als der sanfte Kontakt, der heute unter dem Stichwort kraniosakrale Methode bekannt wurde. Durch die Intensität der für Rolfing typischen Berührung bleibt die Wirkung zunächst auf die äußeren Schichten des Kopfes beschränkt, der kraniosakrale Mechanismus bleibt also unberührt. Aber durch die Einwirkung auf die zähen Schichten, die den Kopf von außen umspannen, kann es gelingen, die dreidimensionalen Grenzen des Schädels aufzulockern. Die Bindegewebsschichten der Knochenhaut des Schädels und im Schädelinneren sind nämlich durch die so genannten *Suturen,* die Knochennähte zwischen den einzelnen Schädelteilen, miteinander verbunden. Das heißt, dass geschicktes Behandeln der Schädelaußenseite auch Einfluss auf die Innenkonstruktion haben kann. Bei ganz manifesten Schwierigkeiten im kraniosakralen System ist es sicherlich sinnvoll, die Rolfing-Behandlung mit Techniken der kraniosakralen Methode zu ergänzen.

* Harold I. Magoun, *Osteopathy in the Cranial Field,* Kirksville 1966.

Doch wenden wir uns zunächst noch einmal der klassischen Rolfing-Technik zu. Die Behandlungsziele der siebten Stunde lauten:

- Beweglichkeit und Gleichgewicht zwischen allen Halswirbeln, vor allem am Übergang vom Brustraum in den Nacken und vom Nacken in den Kopf. Vereinfacht betrachtet können wir uns den Hals wie eine Röhre vorstellen, die nach unten in eine breitere Röhre, den Brustraum, gesteckt ist und nach oben in eine Kugel eingesteckt ist, den Schädel. Die »Halsröhre« sollte sich an beiden Enden weiter nach innen stecken und nach außen ziehen lassen, nur dann wissen wir, dass alle Faszien, Bänder und Membranen die richtige Spannung aufweisen. Gleichgewicht ist in diesem Sinn besonders wichtig, weil zwischen Hals und Kopf die Körperflüssigkeiten, sauerstoffhaltiges arterielles Blut, sauerstoffarmes venöses Blut, Lymphe und auch die Flüssigkeit im Wirbelkanal, die Zerebrospinalflüssigkeit, durch enge Passagen fließen müssen.
- Über den oberen Brustraum und den Schultergürtel übertragen sich häufig Spannungen auf das Kiefergelenk. Die siebte Rolfing-Sitzung will dem Klienten helfen, eine normale Mundöffnung zu entwickeln. Zahnärzte gehen von einer Mindestöffnung von 46 Millimetern aus. Liegt die Öffnung darunter, sind meist enorme Spannungsverhältnisse um das Kiefergelenk dafür verantwortlich. Nach dem klassischen »Rezept« von Ida Rolf sorgen wir zuerst für ein Gleichgewicht der Faszienschichten der beiden Temporalismuskeln an der Außenseite des Kopfes, versuchen dann die beiden Hälften des Oberkiefers zu balancieren und wenden uns anschließend den Spannungen um das Kiefergelenk zu.
- Im Mittelpunkt der siebten Rolfing-Stunde steht der Versuch, den Kopf so auszubalancieren, dass wir ihn möglichst mühelos auf der Halswirbelsäule zentriert haben. Von der Seite gesehen sollte er näherungsweise in der Lotlinie mit den anderen Kontrollpunkten der erstmals während der dritten Rolfing-Sitzung behandelten seitlichen segmentalen Aufrichtung sein. Dieses Behandlungsziel gibt eine Richtung an, in die wir den Körper führen möchten. Wir sollten unter allen Umständen vermeiden, dem Klienten ein Ideal aufzuzwingen, das nicht zu seiner Gesamtstruktur passt. So ist vor allem eine Überstreckung der Halswirbelsäule zu vermeiden. Der Nacken kann sich nur so weit sinnvoll in eine aufrechte Position begeben, wie die sehr viel massiveren Gewebeschichten, die weiter unten im Körper liegen, es zulassen.

Mit der siebten Sitzung kommt die Folge der Kernsitzungen für eine Restrukturierung des Innenaufbaus zu einem Abschluss. In den noch folgenden Sitzungen

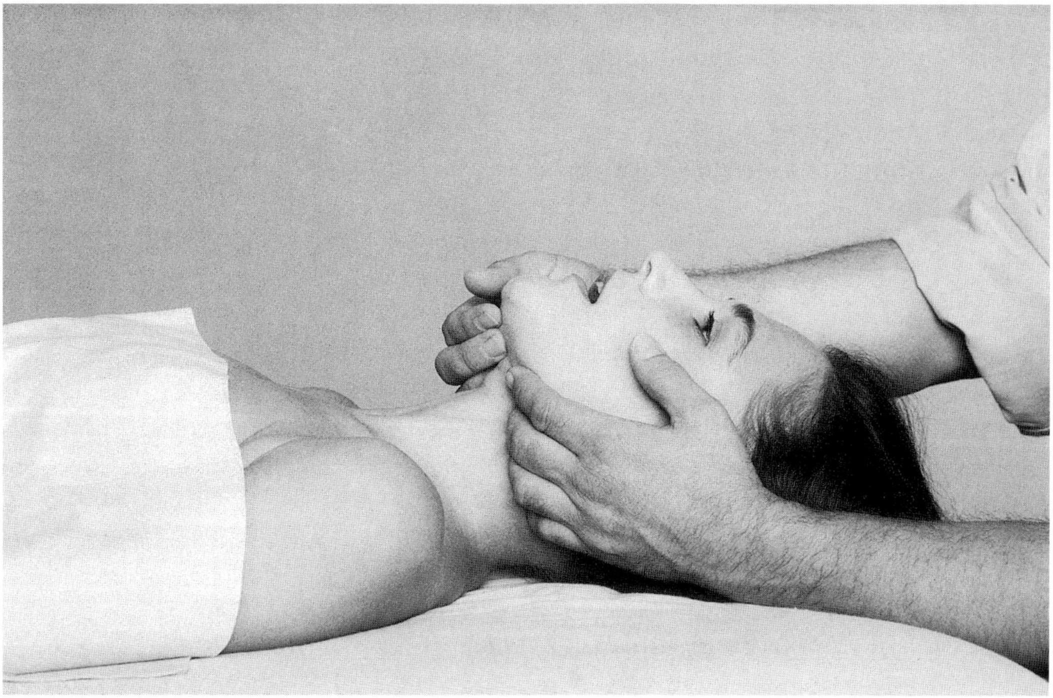

Abb. 23: Übermäßige Spannungen im Bereich des Kiefergelenks sind sehr verbreitet. Dieses Gelenk ist nur zu oft ein Spiegel unserer seelischen Grundstimmung. Weil der Unterkiefer an den Seiten des Kopfes hängt, weil er ein aufgehängtes Scharniergelenk bildet, ist er anfällig für Spannungen, die weiter unten im Körper liegen. Deshalb lassen sich Kiefergelenksprobleme nur in seltenen Fällen losgelöst vom Gesamtsystem des Organismus behandeln. Wenn der Zahnarzt den Biss prüft, ist es lohnend, zugleich die Spannungsverhältnisse in beiden Körperhälften zu überprüfen. Die siebte Rolfing-Stunde beschäftigt sich vor allem mit dem Nacken, dem Kopf und dem Kiefer. Es geht dabei auch um den ganzen Spannungskontext des Rückens und der Schultern und um die Art, wie sich dieser Kontext am Kiefergelenk bemerkbar macht.

acht, neun und zehn geht es vor allem darum, die neu gewonnene oder entdeckte körperliche Identität in einen möglichst dauerhaften oder sogar positiv entwicklungsfähigen Zustand zu überführen. Wir können sicherlich das eine oder andere Thema aus den vergangenen Sitzungen noch einmal aufgreifen. Es könnte ja sein, dass das Resultat der vierten oder der sechsten oder einer der anderen Sitzungen nicht so ganz gelungen ist: Der Rolfer wird am Bewegungsablauf des Klienten ablesen können, wie erfolgreich die Arbeit jeweils war. Wenn wir uns aber jetzt entschließen, ein Sitzungsziel sozusagen nachzuarbeiten, so tun wir das mit großer Vorsicht und mit einer anderen Gewichtung der Zielvorstellung. Von der ersten bis zur siebten Sitzung konzentriert sich der Behandler jeweils auf bestimmte Abschnitte des Körpers und versucht diese an der Lotlinie auszurichten. Jetzt, beginnend mit der achten Sitzung, lässt sich das weiter fortführen, aber nur, wenn es gelingt, zusätzlichen Wandel zugleich in Relation mit dem Gesamtsystem des Körperaufbaus einzuleiten.

Bevor wir diesen Aspekt näher betrachten, möchte ich noch an einem praktischen Beispiel erläutern, weshalb die Thematik der siebten Stunde so bedeutend ist. An diesem Beispiel können wir sehen, dass das Kiefergelenk mehr als ein Gelenk ist, es ist ein Spiegel unserer Emotionen.

Zweite Fallgeschichte

Das Kiefergelenk des Geigenmachers

Wieder einmal hatte mich mein Freund Sebastian Schmidinger angerufen, um mir einen Patienten zu schicken. Sebastian ist Zahnarzt. Der Patient, ein Geigenmacher namens Adriano, war zu ihm gekommen, weil er entsetzliche Zahnschmerzen hatte. Einer der Backenzähne im linken Unterkiefer war von Karies befallen. Es war also nötig, den Zahn aufzubohren, Abdrücke zu nehmen und ein Inlay anzufertigen. All dies ist Routine, keine Besonderheit für die Zahnarztpraxis. Und es wäre auch alles sehr einfach gewesen, wenn da nicht diese komische Geschichte mit dem Kiefergelenk des Patienten gewesen wäre.

Als sich der Zahnarzt nämlich den schmerzhaften Zahn ansehen wollte, gab es Schwierigkeiten: Der Patient konnte den Mund nur schräg aufmachen. Die rechte Kieferseite öffnete sich etwa drei Zentimeter weit, aber auf der linken Seite blieben die Zähne fast aufeinander. Wie sollte man da einen Zahn aufbohren und einen Abdruck machen?

Der Zahnarzt kannte die Rolfing-Methode aus eigener Erfahrung. Er erinnerte sich, wie ich während der siebten Behandlungsstunde an seinem Kiefergelenk gearbeitet hatte, und er meinte, dass ich doch wohl mit einer ähnlichen Vorgehensweise die linke Kieferseite des Patienten zur Öffnung kriegen müsste. Auf jeden Fall, meinte Sebastian, sei das besser, als gleich in einer großen chirurgischen Aktion das Gelenk aufzuschneiden.

Ich war etwas skeptisch, nicht nur weil ich Sebastians bekannten Optimismus nicht so ganz teilen konnte, sondern auch, weil die Beschreibung der Gelenksituation auf einen angeborenen Defekt hinwies, und wie sollte ich den ohne das Messer des Chirurgen aus der Welt schaffen? Schließlich ließ ich mich überreden und bestellte den Patienten in meine Praxis. Ich traf einen ungemein freundlichen, sehr zurückhaltenden Mann. Er gab mir klar zu verstehen, dass er mit dieser nur ganz kleinen Kieferöffnung immer gelebt hatte, dass es, weil er bislang keine Zahnbehandlung auf der linken Seite benötigt hatte, kein Problem war. Die Öffnung zwischen oberer und unterer Zahnreihe war gerade groß genug, um einen Bissen dazwischen zu kriegen, und das war genug. Bei näherer Untersuchung der beiden Kiefergelenke konnte ich beobachten, dass die rechte und die linke Seite beim Öffnen jeweils etwas ganz anderes machten. Bei einer normalen Öffnung gibt es zwei Phasen des Vorgangs: Zuerst dreht sich das Gelenkköpfchen des Unterkiefers um eine Scharnierachse. Damit entsteht eine Öffnung des Mundes von nur wenigen Millimetern. Dann geht diese Achsendrehung in den so genannten Vorschub über: Das erwähnte Gelenkköpfchen des Unterkiefers wandert nach vorne. Die Vorwärtsbewegung ist sehr wichtig, damit sich die obere und untere Zahnreihe einigermaßen gegenüberstehen. Würde der Unterkiefer nicht nach vorne gleiten, könnten wir nicht sehr gut von einem Apfel abbeißen, wir würden mit der unteren Zahnreihe abrutschen.

Bei meinem Patienten war die erste Phase der Mundöffnung völlig in Ordnung. Auf beiden Seiten konnte ich eine parallel laufende Scharnierachsenbewegung tasten, und sein Mund öffnete sich auch einige Millimeter. Aber mit der zweiten Phase, mit dem Vorschub, wollte es nicht so recht klappen. Am rechten Kiefergelenk vollzog sich der Vorschub mit einer Drehung um die Vertikalachse und auf der linken Seite bewegte sich gar nichts: Der Gelenkkopf des Unterkiefers blieb nach den ersten Millimetern der Achsenöffnung stecken. Es gab also auf der linken Seite überhaupt keine Vorschubbewegung und deshalb konnte der Patient die Zähne dort kaum auseinander kriegen. Offenbar waren die Gewebe im Inneren der Gelenkkapsel so stark miteinander verwachsen, dass das für den Vorschub nötige Gleiten nicht zustande kam. Es gibt im Inneren des Gelenks ein Knorpelpolster, den so genannten Diskus, und für dieses Gelenkteil muss genügend Platz vorhanden sein. Um diesen Platz zu schaffen, konnte es außer einem chirurgischen Eingriff nur eine Möglichkeit geben: Wir mussten es irgendwie schaffen, einen kleinen Keil so hoch wie möglich neben dem Gelenk im Inneren des Mundes zu platzieren, während der Patient die Millimeteröffnung, die ihm möglich war, macht. Dann müssten wir den Keil so hoch wie möglich neben das Gelenk schieben und den Patienten bitten, dass er den Kiefer schließt und die Zähne energisch aufeinander beißt. Wenn es tatsächlich das mangelnde Gleitvermögen innerhalb der Gelenkkapsel ist, das die Wurzel des Problems ist, müsste sich das Gelenk öffnen.

Mein Patient hatte absolut keine Lust, eine Serie von Rolfing-Sitzungen durchzuführen. Er wollte wirklich nur, dass die Geschichte mit dem Zahn weitergeht. Wir mussten also eine Minisitzung planen, die wirklich nur auf diese eine winzige Ecke abzielt. Ich wollte dem guten Mann aber zumindest ein Gefühl dafür geben, was wir machen, bevor wir uns in das Innere der Mundhöhle wagten. Deshalb versuchte ich den einen entscheidenden Griff mit einer Vorbehandlung der Schulter- und Nackenregion einzuleiten. Es sah so aus, als hätten wir Glück. Der Patient konnte sich völlig entspannen und empfand die Behandlung als angenehm. Ich erklärte ihm nun die Keiltechnik, dass ich mit dem in einen Fingerling verpackten Zeigefinger ganz vorsichtig in sein Kiefergelenk greifen werde und seine Mitarbeit beim energischen Zubeißen bräuchte. Ich gab ihm auch zu verstehen, dass diese intensive Dehnung für Sekunden schmerzhaft sei. Er lächelte und meinte, dass ich es ruhig versuchen solle. Ich hatte dieselbe Technik viele Male bei harmloseren Problemen zur Anwendung gebracht, in Situationen, die nicht so gravierend waren, bei Fällen von Seitabweichungen während der Mundöffnung und bei Kiefergelenksknacken. Ich hatte aber eine derartige einseitige Gelenksperre noch nie gesehen. Als wir die Keiltechnik dann schließlich mit einem schnellen Griff zur Anwendung brachten, gab das Gelenk ein Geräusch von sich, als würde man eine alte Holztür öffnen, die jahrelang verschlossen gewesen war.

Meinem Patienten liefen ein paar Tränen über die Wangen. Dann lächelte er in seiner zurückhaltend scheuen Art, setzte sich auf den Rand des Tisches und machte den Mund auf und zu. Der Mund öffnete sich auf beiden Seiten gleichmäßig. Der Optimismus des Zahnarztes hatte gegen meine Skepsis Recht behalten. Da sich nun auch die linke Kieferhälfte problemlos öffnen ließ, konnte er die geplante Zahnbehandlung ausführen.

Eine Woche später erhielt ich den Anruf der Ehefrau des Geigenmachers. Am Telefon war sie zunächst sehr schüchtern und wollte nicht so recht mit der Sprache herausrücken. Als ich wissen wollte, weshalb sie mich denn angerufen habe, fragte sie mich, was ich denn eigentlich mit ihrem Mann gemacht hätte. Seit der Behandlung vertrete er plötzlich in allen Dingen eine eigene Meinung, er würde bei allen Gelegenheiten – wie sie es nannte – »den Mund aufmachen« und hätte sein zurückhaltendes Wesen verloren.

Ich denke, wir können an diesem Beispiel sehen, dass ein verspannter Kiefer mehr ist als ein verspannter Kiefer. Rolfing ist keine Psychotherapie. Aber zuweilen können wir mit dem Körper ein paar kleine Schritte machen, die es der Seele leichter machen.

Die achte und die neunte Rolfing-Sitzung

Koordination von Becken- und Schultergürtel

In den alten Tagen der Rolfing-Methode, damals, als in den Sechzigerjahren die ersten Unterrichtskurse am Esalen-Institut nahe Big Sur in Kalifornien stattfanden, gab es immer große Diskussionen darüber, ob man die achte Stunde mit dem Schulter- oder mit dem Beckengürtel beginnen solle. Man war mit der Faustregel von Ida Rolf vertraut, dass man an einem Ende anfängt, also entweder im oberen oder unteren Bereich, und beobachtet, ob sich der andere Pol dadurch positiv weiterentwickelt. Man muss schon einen sehr guten Blick und eine gute Portion Formsinn haben, um damit zu klaren Resultaten zu kommen. Deshalb haben die Rolfer während der letzten drei Jahrzehnte immer wieder versucht, die lakonische Strategie der Begründerin zu vereinfachen.

Blicken wir nochmals zurück zu den Überlegungen über den aufrechten Gang: Durch das Aufrechtsein hat der Mensch die Hände für eine Vielzahl von Aktivitäten frei bekommen. Für Füße und Beine des ehemaligen Vierbeiners stellt sich nun die neue Aufgabe, den Bodenkontakt in einer Weise herzustellen, dass eine Balance mit gleichzeitiger Armaktivität möglich wird. Dabei fungieren Becken- und Schultergürtel als Brücken zwischen den Gliedmaßen und dem Rumpf. Wir haben bereits das Konzept von Hubert Godard erwähnt, nach dem wir uns an zwei Grundorientierungsweisen halten: Entweder bevorzugen wir die Substratorientierung mit den Füßen oder die räumliche Orientierung mit den Augen. Die meisten von uns neigen in angespannten Situationen dazu, die Muskulatur der Arme und des Schultergürtels so anzuspannen, als würden wir auch mit den Händen Bodenkontakt, oder, allgemein gesagt, Substratorientierung suchen. Ist es vielleicht unsere Vorgeschichte als Vierbeiner, die sich da bemerkbar macht? Es gibt ja vielerlei Spuren dieser menschlichen Frühzeit, die in der modernen Welt keinen Sinn mehr machen und doch hartnäckig in unserem Organismus gegenwärtig bleiben. Wenn wir in Aufregung geraten, wenn wir Angst haben schwitzen wir an den Handinnenflächen: Dieser Mechanismus ermöglichte unseren Vorfahren die Flucht an den Lianen des Waldes der Vorzeit, an denen sie auf der Flucht blitzschnell mit feuchten Händen nach unten gleiten konnten.* Es gibt offenbar immer noch Spuren der vergangenen Jahrtausende in unserem Nervensystem.

Vielleicht sollten wir die Behandlungsziele der achten und neunten Sitzung mit neuen Worten beschreiben. Sie sind zwei Stunden, die sich an sieben Behandlungen anschließen, die in fast alle Winkel des Fasziensystems führen, vom Schädeldach bis zu den Zehenspitzen, wie es Philip A. Greenman in seinem Standardwerk *Principles of Manual Medicine* über die »berühmte Ida Rolf« formulierte.** Und diese Reise durch unser ganz persönliches Faszien-Puzzle sollte uns nun zu einem Punkt führen, an dem wir lernen können, den Wandel unseres Körperbaus mehr und mehr in Bewegung zu testen. Demnach sind die Ziele der Sitzungen acht und neun:

- Verbesserte Koordination zwischen oberer und unterer Extremität, vermittelt durch den Becken- und den Schultergürtel.
- Strukturelle Verbesserung der Arme und Hände im Kontext taktiler Wahrnehmung: Damit meine ich Folgendes: Die Hände sind als Ausdrucksmittel mit dem Gesamtausdruck unserer Körperstruktur verbunden. Das Nervensystem lässt den Händen überragend viel Raum für ihre Wahrnehmungskapazität. In der achten oder neunten Rolfing-Stunde haben wir die Möglichkeit, die Vorarbeit, die wir in vorausgegangenen Behandlungen auf struktureller Ebene geleistet haben, auf der Ebene der Wahrnehmung weiterzuführen.
- Während der achten oder neunten Rolfing-Sitzung sollten wir uns noch einmal fragen, wieweit nun die knochigen Teile des Rückens, die Rückenwirbel, ihre Aufgabe bei der Gewichtsverteilung erfüllen können. Diese Thematik kann der Klient nun aus einer neuen Perspektive erforschen: Im Idealfall wird er den Rücken gar nicht mehr als Fläche spüren, sondern lediglich als hintere Begrenzung eines großen Innenraums, und vergessen, dass es eine so genannte Wirbelsäule gibt.

* Mündliche Mitteilung von Prof. Breul während eines Sektionskurses der Anatomischen Anstalt München (Ludwig-Maximilians-Universität München, 1999).

** Philip A. Greenman: *Principles of Manual Medicine,* Baltimore 1989, S. 106.

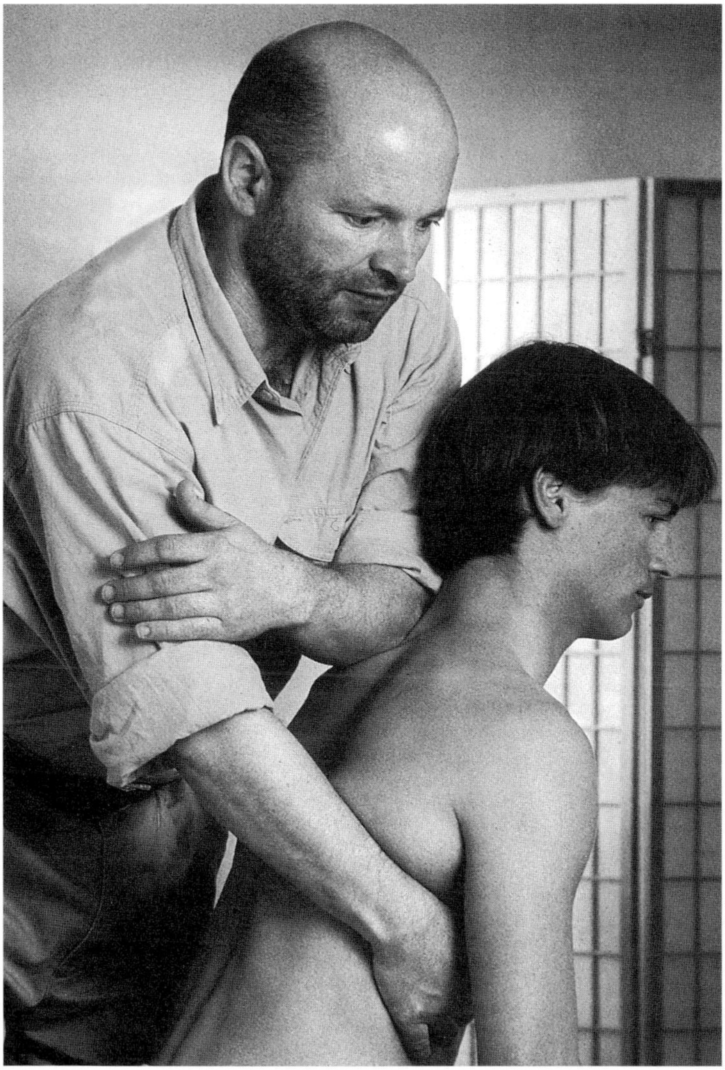

Abb. 24: Die Behandlung des Rückens machen wir beim Rolfing häufig im Sitzen. Wir verwenden einen schweren Hocker, auf dem der Klient sitzt, während wir Druck in die Gewebeschichten geben. Diese Vorgehensweise erfordert viel Achtsamkeit vom Behandler und vom Behandelten, weil es nicht nur darum geht, Gewebe auseinander zu ziehen, sondern auch eine Verbesserung der Koordination gefördert werden soll. Der Klient ist vor allem mit seiner Wahrnehmung aktiv, während er behandelt wird. Er gibt mit den Füßen Druck in den Boden und hält die Augen für die räumliche Orientierung geöffnet.

Die zehnte Rolfing-Sitzung

Die Füße in der Erde verwurzeln und die Augen für den Horizont öffnen

Ähnlich wie die beiden vorausgegangenen Sitzungen lässt auch die zehnte Rolfing-Sitzung viel Raum für einen sehr individuellen Ablauf. Ich erinnere mich an ein Gespräch mit Peter Melchior, einem der Rolfing-Lehrer der ersten Lehrergeneration. Während mehrerer Lehrgänge war ich sein Assistent. Als wir den Studenten das Konzept der zehnten Rolfing-Behandlung vorstellen sollten, fragte ich ihn, wie denn Ida Rolf selbst die zehnte Sitzung vor den Augen der Studenten demonstriert habe. Peter Melchior antwortete, es sei jedes Mal anders gewesen. Aber dann lachte er verschmitzt und sagte: »But each time she worked at the ankle and on the junction of the atlas and the occiput.«* Aber jedes Mal arbeitete sie am Sprunggelenk und an der Verbindung des obersten Halswirbels, des Atlas, mit der Schädelbasis.

Mit der Arbeit in diesen beiden Bereichen kommt noch einmal das Grundthema der ganzen Rolfing-Serie von zehn Behandlungsstunden zum Ausdruck. Es geht darum, wie wir auf den Füßen stehen, wie wir uns nach unten orientieren können und gleichzeitig die Augen für den Horizont öffnen.

Und sobald im Knöchel Ausgeglichenheit herrscht und zwischen dem obersten Halswirbel und den Atlas-Kopfgelenken genügend strukturelle Freiheit spürbar wird, kann sich der ganze Mensch zwischen Sprunggelenk und Atlaskopfgelenk besser aufrichten. Alles – von Kopf bis Fuß – kann nun ins Lot kommen.

Fassen wir die Behandlungsziele dieser letzten, der zehnten Rolfing-Sitzung zusammen:

- In der zehnten Rolfing-Stunde wollen wir die Wahrnehmungsweise des Klienten nach innen und außen abschließend noch einmal intensivieren. Die gesteigerte Wahrnehmungsfähigkeit bedeutet eine bessere Ausrichtung des ganzen Körpers im Schwerefeld der Erde. Hatte der Klient zu Beginn der Behandlungsserie bereits einen guten Bodenkontakt, werden wir im Verlauf der ganzen Behandlungsfolge die visuelle Wahrnehmung des Raums fördern. Hatte er anfangs eine gute visuell räumliche Orientierung, werden wir umgekehrt vorgehen und den Bodenkontakt fördern. Während der abschließenden zehnten Sit-

* Mündliche Mitteilung während eines Rolfing-Kurses in München 1983.

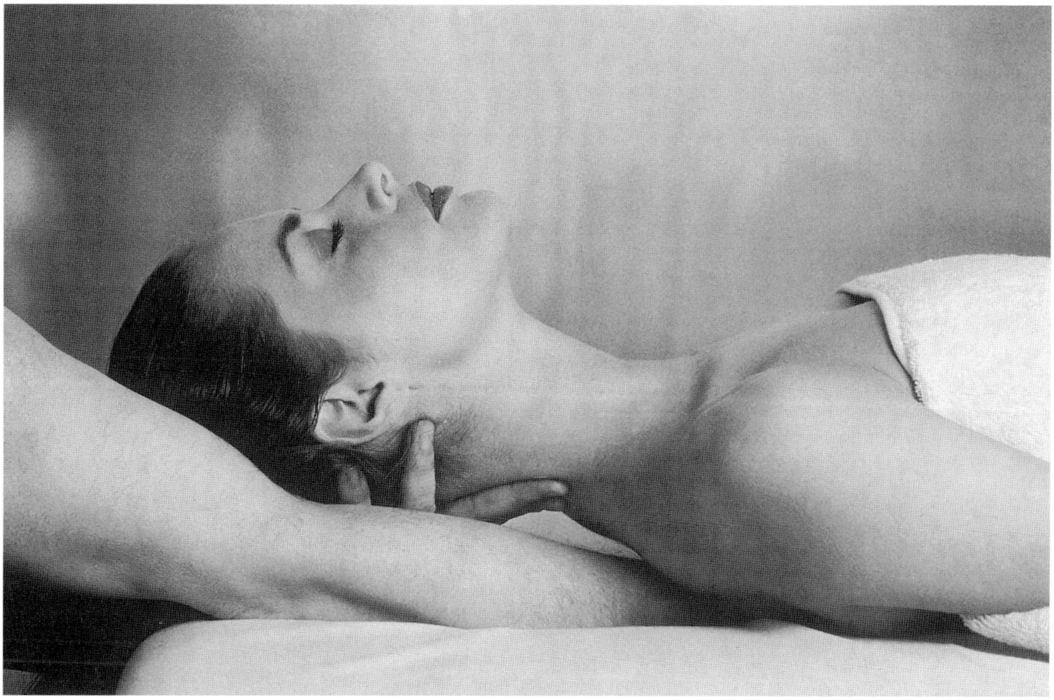

Abb. 25: Der krönende Abschluss einer zehnten Rolfing-Sitzung ist die Vorbereitung für das Aufstehen. Ist das Kopf-Atlas-Gelenk wirklich frei genug, um die Aufrichtung bis ganz nach oben mit Beweglichkeit zu begleiten? Kann die Klientin aufrecht sein, ohne sich »zu halten«?
Beim Abschluss dieser Sitzung geht es nochmals um ein Hauptthema der Rolfing-Methode, der möglichst mühelosen Aufrichtung der Körperstruktur und der ökonomischen Bewegung.
Die Orientierung mit den Augen im Raum und die Orientierung mit den Füßen am Boden werden nochmals aufgegriffen.
Im Bild sehen wir die gleichzeitige Behandlung der Spannungen auf der Höhe des neunten Brustwirbels und der oberen Halswirbel. Diese Technik erfordert völlige Entspannung der Klientin, da wir damit bis in das Innere des Wirbelkanals reichen wollen, dorthin, wo er auf der Höhe des neunten Brustwirbels besonders eng ist, und dorthin, wo die Dura am zweiten und dritten Halswirbel und am Hinterhauptloch *(Foramen magnum)* festgewachsen ist.

zung geht es vor allem darum, beide Wahrnehmungsweisen miteinander zu verbinden. Im Idealfall kann sich der Klient nun spontan zwischen beiden Formen der Wahrnehmung hin und her bewegen. Der Organismus wird dann die richtige Wahl treffen, Substratorientierung oder Raumorientierung, ohne dass dieser blitzschnelle Entscheidungsprozess unseres Nervensystems auch nur in unser Bewusstsein dringen müsste.

▼ Die zehnte Rolfing-Stunde will den Körper nochmals als Ganzes ins Gleichgewicht bringen. Und Gleichgewicht ist etwas anderes als Symmetrie. Der Körper hat von Natur aus immer zwei unterschiedliche Seiten, weil die Innenstruktur der beiden Körperhälften unterschiedlich ist. Die Organe sind nicht symmetrisch in den Körperhöhlungen angeordnet, und sogar die beiden Gehirnhälften sind leicht gegeneinander verschoben. Obwohl die äußere Muskulatur weitgehend symmetrisch ist, muss sie sich an die stärkeren inneren Formkräfte anpassen. Diese Kräfte sind in der Dynamik der Organe und des kraniosakralen Systems verankert und wirken, seit wir Embryos waren und noch gar keine Muskulatur hatten.

Es geht bei der zehnten Sitzung also gar nicht so sehr um eine Angleichung der beiden Körperhälften. Wir sehen eine relative Symmetrie sicherlich sehr gerne, aber der Schwerpunkt unserer Zielsetzung liegt nicht an der Oberfläche, sondern auf einem Gleichgewicht von innen und außen. Dieses Gleichgewicht wird ganz automatisch eine bessere Balance der Beuge- und Streckmuskulatur mit sich bringen: Es fördert sowohl die effektive Funktion des Bewegungsapparats als auch eine physiologisch sinnvolle Bewegung der Organe.

Zusammenfassung

Warum eine Behandlungsserie und nicht nur einzelne Sitzungen?

In meinem Praxisalltag erlebe ich es immer wieder, dass Patienten vom Facharzt zu mir geschickt werden, ein ganz genau definiertes Leiden haben und wünschen, dass wirklich nur dieses Leiden und gar nichts anderes behandelt wird. Diese Patienten wollen, dass der Schmerz, unter dem sie oft seit langer Zeit leiden, endlich aufhört. Jeder, der einmal unter akuten Rückenschmerzen gelitten hat, wird diesen Wunsch gut verstehen. Nun lässt sich Schmerz allerdings überhaupt nicht heilen, er lässt sich allenfalls betäuben.

Heilen kann sich der Patient nur selbst, nachdem der Behandler den richtigen Impuls zur Reorganisation des Organismus gegeben hat. Der französische Philosoph Voltaire soll einmal gesagt haben, dass ein guter Arzt sich mit dem Patienten so lange unterhalte, bis sich der Patient selbst heilt. Die Rolfing-Methode ist eine solche Art der Unterhaltung, ein Dialog durch Berührung, ein Gespräch, das Fragen stellt und Antworten anbietet, ohne dass viele Worte nötig sind.

Nun können wir selbstverständlich, statt den ganzen Organismus zu behandeln, eine andere Strategie wählen und uns auf das beschränken, was in einem direkten Zusammenhang mit den Problemen des Patienten steht. Wir versuchen beispielsweise die Spannungen und die Verschiebungen auszuwählen, die für die Kreuzschmerzen, für den steifen Hals oder für das verspannte Kiefergelenk verantwortlich sind, und lassen alles andere so, wie es ist. Im zweiten Teil dieses Buches habe ich versucht, diese Vorgehensweise unter dem Stichwort *Faszien- und Membrantechnik* mit einem Behandlungskatalog darzustellen.

Es gibt Umstände, in denen eine derartige Arbeitsweise das Mittel der Wahl ist, dann nämlich, wenn der Klient in einer Situation ist, die einen allgemeinen strukturellen Wandlungsprozess nicht zulässt. Dies ist der Fall in ganz extrem akuten Schmerzzuständen oder auch, wenn die Disfunktion lokal begrenzt ist, ohne die Gesamtstruktur in Mitleidenschaft zu ziehen. Wurde beispielsweise beim Ziehen eines Backenzahns eine Hälfte des Oberkiefers in eine Bewegungseinschränkung gezwungen, und der Patient klagt anschließend über Kopfschmerzen und Beschwerden im Nacken, ist es nicht nötig, den ganzen Körper zu behandeln. Wir können uns auf die Details beschränken und werden so ähnlich vorgehen, wie man das in der Osteopathie tut, das heißt, wir werden nur die wichtigsten Bewegungseinschränkungen behandeln und darauf vertrauen, dass sich der Körper regeneriert und die Struktur zu ihrer Integrität zurückfindet.* Dieselbe Vorgehensweise ist zu empfehlen, wenn sich jemand eine Bewegungseinschränkung im Rücken zugezogen hat, weil er beispielsweise eine schwere Kiste getragen hat und sich plötzlich nicht mehr aufrichten konnte: Auch hier fordert die akute Situation schnelles und begrenztes Eingreifen.

Wenn aber die akute Geschichte über Wochen oder sogar Monate verschleppt wurde, dann bringt die Behandlung der Details selten dauerhaften Erfolg. Das liegt ganz einfach daran, dass der Körper an allen Ecken und Enden auf die verschobenen Details reagiert. Ein verstauchter Knöchel wird sich unweigerlich um die Hüfte bemerkbar machen, sobald wir länger mit der Verletzung gehen, ein verklemmtes Kreuz wird sich auch nach oben in den Nacken abbilden, sobald wir verschoben auf dem Stuhl sitzen: Die Schwerkraft schläft nie.

Einzelne Sitzungen fordern vom Behandler eine große Präzision, weil er nie ganz sicher sein kann, wie der Körper seines Klienten mit dem Behandlungsresultat umgeht. Falls wirklich nur eine Problematik von Bewegungseinschränkungen vorliegt, kann ein erfahrener Praktiker den Zustand meist so weit bessern, dass am Ende der Sitzung ein gutes Resultat spürbar wird. Aber die entscheidende Frage ist nicht, wie sich der Klient unmittelbar nach der Sitzung fühlt, sondern wie es ihm einige Tage und einige Wochen später ergeht.

Eine Behandlungsserie hat demgegenüber den großen Vorteil, dass während eines Zeitraums von einigen Wochen die Entwicklung sichtbar wird. Chronische Strukturprobleme sind nun einmal bis in die verborgensten Winkel unseres Körperbaus gegenwärtig, und selbst wenn der Rolfer gleich zu Anfang ins Schwarze trifft und die Hauptfixierungen ausfindig macht, beginnt die Spannung aus diesen Winkeln nur allzu oft eine Rebellion gegen das schon eingekehrte Gleichgewicht.

Der Wert der Folge von zehn Behandlungen, wie sie Ida Rolf entwickelte, liegt vor allem darin, dass wir unser Augenmerk nach und nach auf einzelne Körperabschnitte und deren Thematik richten und gleichzeitig den Körperbau als Ganzes beobachten. Die Problemzonen lassen sich dabei langsam einkreisen, indem der Rolfer zunächst in den Bereichen arbeitet, die sich in gutem Gleichgewicht befinden. Schritt für Schritt – sobald uns das Gewebe vertraut – können wir uns dann in die kritischen Zonen vorwagen und auch lokale Fixierungen mitten in der Schmerzzone in die Behandlung einbeziehen. Ein derartiges Vorgehen schont das Gewebe und macht es der Seele leichter, dem körperlichen Integrationsvorgang zu folgen.

* Eine sehr klar geschriebene Einführung in diese Thematik ist das Buch von Torsten Liem und Christine Tsolodimos: *Osteopathie. Die sanfte Lösung von Blockaden,* 3. Auflage, München 2000.

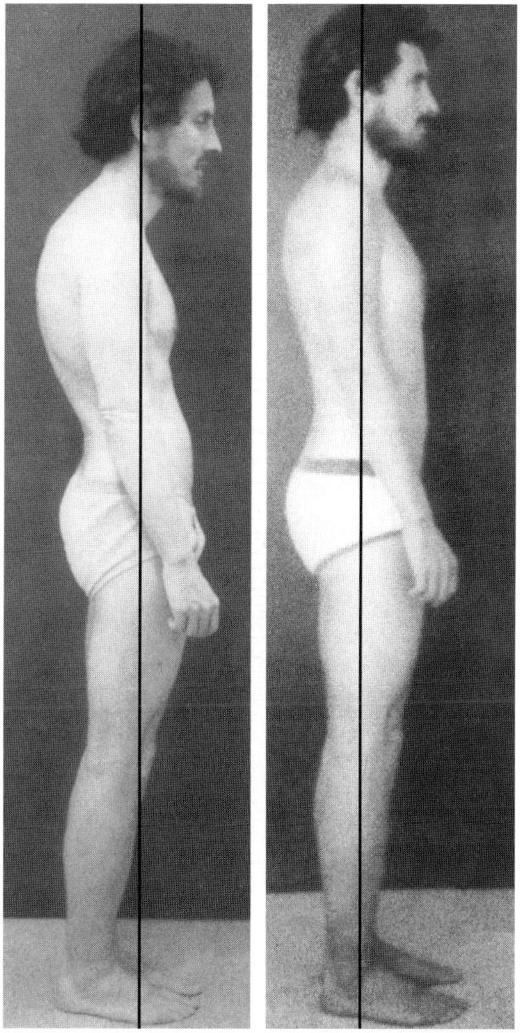

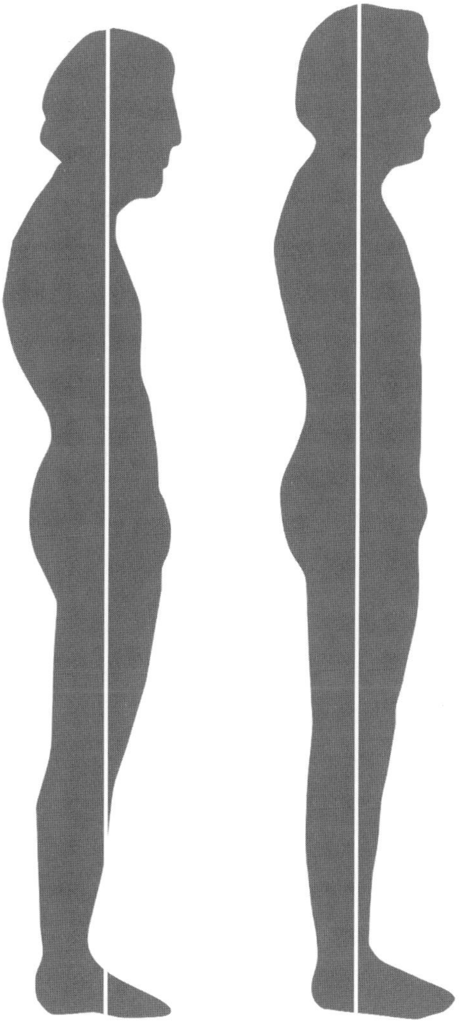

Abb. 26 a, b: Auf diesen Fotos, die unmittelbar vor der ersten und nach der zehnten Rolfing-Sitzung gemacht wurden, ist der drastische Wandel sichtbar, den klassisches Rolfing ermöglicht. Die verschobenen Körperabschnitte kommen entlang der Schwerkraftlinie ins Lot.

Abb. 27 a, b: Der Schattenriss der Fotos zeigt die Veränderung der Körperkonturen vor und nach der Behandlung. Wir sehen das »klassische« Behandlungsresultat, aber wir müssen uns darüber im Klaren sein, dass es sich um historische Aufnahmen handelt, die aus der Zeit vor zwanzig Jahren stammen. Die Zielsetzung der Rolfing-Methode hat sich, vor allem was die Becken- und Rückenstruktur angeht, weiterentwickelt.

Die klassische Folge von zehn Behandlungsstunden wird seit mehreren Jahrzehnten erfolgreich angewandt. Ich erinnere mich an das Gespräch mit einem englischen Osteopathen, der die Zehnerserie bei Ida Rolf vor einem halben Jahrhundert gelernt hatte. Das Gespräch wurde in den *Rolf Lines,* dem Journal der Rolfer veröffentlicht. Der Mann war weit über achtzig Jahre alt und hatte den langen Weg einer erfolgreichen Praxis hinter sich. Er erklärte, dass er – neben seiner osteopathischen Technik – das von Ida Rolf gelernte Konzept immer noch zur Anwendung bringe, weil es einfach so gute Resultate liefere.

Die zehn Basissitzungen sind also tatsächlich immer noch das kleine und das große Einmaleins der Methode.

Aber jede Methode braucht neue Konzepte und neue Praktiken, wenn sie am Leben bleiben will. Darüber möchte ich in den nächsten Abschnitten berichten.

Um dafür eine Verständnisgrundlage zu haben, müssen wir uns aber erst nochmals mit der Frage der Grundlagen beschäftigen.

Grundlagen Teil II

Das Körper-Ich, das physische Selbst

Der Sitz der Seele ist da,
wo sich Innenwelt und Außenwelt berühren.
Novalis*

Wenn wir den Körperbau eines erwachsenen Menschen anschauen, bleiben wir nur allzu gerne an der Form der äußerlich sichtbaren Muskulatur hängen. Und die meisten Trainingsmethoden wollen uns glauben machen, wir müssten nur die Muskeln stärken, dann käme die Körperform schon in Ordnung.

Leider ist das nur zum Teil wahr. Die Muskelspannung hat nämlich wenig Chancen, sich gegen die zähen Schichten durchzusetzen, die die Form unseres Organismus bereits gliederten und einschränkten, bevor wir regelrechte Muskelkraft entwickeln konnten.

Vor einigen Jahren erhielt ich den Telefonanruf eines Münchener Kollegen, der mich bat, einen Patienten mit ihm zusammen zu behandeln, weil ihm die Körperausmaße des Profibodybuilders über die Kräfte gingen. Der in internationalen Wettbewerben hoch dekorierte junge Mann hatte einen Bizeps von der Größe eines Brustkorbs, und es war eigentlich nicht verwunderlich, dass er das Ellbogengelenk vor lauter Kraft nicht mehr bewegen konnte.

Im Verlauf der Behandlung bemerkten wir, dass der enorme Brustkorb innen sehr eng war: Dieser voluminöse Oberkörper bestand immer noch aus der zarten, schmalen Brust eines kleinen Jungen, auf die außen dicke Muskelpakete aufgeschnürt waren. Obwohl der Bodybuilder mit intelligent aufgebautem Stretching den Brustraum zu weiten versuchte, gelang es ihm offenbar nicht, in die Tiefe seines Körperbaus vorzudringen: Er war hinter all den riesigen Muskeln immer noch derselbe kleine Junge.

Die Arbeit mit diesem jungen Mann veranlasste uns erstmals, die Frage nach dem physischen Selbst zu stellen. Gibt es hinter sichtbarer Körperform ein tiefer sitzendes Muster, das ganz typisch nicht nur für das Mosaik der Gewebe, sondern

* Novalis: Werke, *Tagebücher und Briefe Friedrich von Hardenbergs,* hrsg. v. Hans-Joachim Möhl und Richard Samuel, Bd. 2: *Das philosophisch-theoretische Werk,* München und Wien 1978, S. 233.

für unsere Person, für unsere Seele ist? Und wenn es ein derartiges Tiefenmuster der Person gibt, wie und wo manifestiert es sich auf körperlicher Ebene?

Die Beobachtungen, die wir bei unserem Kraftsportler machten, veranlassten uns, die Körperform unserer Klienten mit den Formen zu vergleichen, die wir schon im Frühstadium unseres Wachstums zeigen. Zu unserer Überraschung konnten wir auf Fotos, die uns die Klienten mitbrachten, und auf denen sie als Kleinkinder zu sehen waren, bereits die Körperstruktur der Erwachsenen in fast allen persönlichkeitstypischen Mustern erkennen. Das physische Selbst ist offenbar schon früh angelegt und bewahrt sein typisches Muster während des erwachsenen Lebens.

Eine weitere Überraschung stellte sich ein, als wir auf den Bildern zu erkennen versuchten, wo denn die Muskelspannung lokalisiert ist, die für die sichtbare Form verantwortlich sein könnte. Die Form war nämlich schon in einem Alter sichtbar, als die großen Muskelschichten noch gar nicht entwickelt waren.

Da wir Rolfer sind und uns vor allem mit den bindegewebigen Hüllschichten der Muskulatur beschäftigten, lag es natürlich nahe, nun unser Augenmerk auf die Bindegewebsschichten zu richten, die schon vor Beginn unseres »Muskellebens« formbestimmend wirken. Unsere Neugierde führte uns so noch weiter vor das Leben des Kleinkinds zurück, bis in die embryonale Frühzeit. Ist es vielleicht schon das ganz früh angelegte Puzzle des ungeborenen Kindes, das die Grundlage der Körperform schafft? Ist es vielleicht schon die Position, die das Kind im Mutterleib einnimmt, die das Innere des Kopfes unter Druck bringt, über Membranspannung eine einseitige Verschiebung des Kopfinnenraums bewirkt und dann später zu einem Problem des Kiefergelenks führen kann?

Wenn dem so ist, dann müssten wir als Rolfer weniger die Muskelfaszien behandeln, wie wir das von Ida Rolf gelernt haben, sondern uns den tief liegenden Membranen zuwenden, die schon während unserer ersten Lebenswochen im Mutterleib formgebend und formerhaltend wirkten. In diesem Sinn wäre das Ziel unserer Behandlung eine Aufrichtung von innen, das heißt, wir müssten die Innenkonstruktion der großen Körperhöhlungen in die Behandlung des Fasziensystems mit einbeziehen. Und die Innenkonstruktion besteht im Wesentlichen aus den großen Körperhöhlungen, aus dem Becken- und Bauchraum, aus dem Brustraum und dem Innenraum von Kopf und Wirbelkanal. Betrachten wir den Körper als Ganzes in einer seitlich gemachten Querschnittaufnahme, so ist es tatsächlich frappierend, wie wenig Volumen die Muskeln und Knochen einnehmen. Aus diesem Blickwinkel, aus der dreidimensionalen Tiefensicht, bestehen wir vor allem aus den mit Organen und ihren Hüllschichten gefüllten Körperhöhlungen.

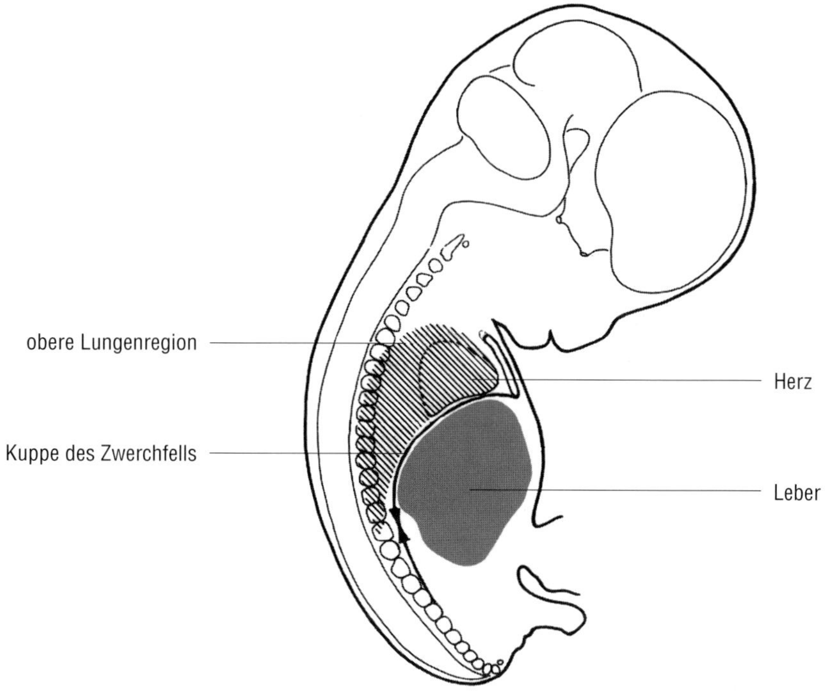

Abb. 28: Die inneren Unterteilungen unseres Körpers haben eine lange Vorgeschichte. Das Zwerchfell und die angrenzenden Organe bilden die Grundlage unseres gesamten Oberkörpers. Was sich später beim Erwachsenen als individueller Körperbau zeigt, hat Wurzeln in der individuellen Form des Embryos. Auf der Zeichnung, die von dem Embryologen Erich Blechschmidt stammt, ist sichtbar, wie sich das Zwerchfell durch das Wachstum der Leber zunehmend weiter unten verankert und die innere Trennwand zwischen Bauchraum und Brustraum ausbildet.

(Abdruck mit freundlicher Genehmigung des Christiana-Verlags, CH-8260 Stein am Rhein, aus: Erich Blechschmidt: *Wie beginnt das menschliche Leben. Vom Ei zum Embryo,* S. 109, Stein am Rhein, 6. Auflage 1989. 7. Auflage in Vorbereitung.)

Diese Körperhöhlungen haben eine lange Vorgeschichte, die bis an den Beginn unserer vierten Lebenswoche als Embryo zurückreicht: Denn das ist der Zeitpunkt, zu dem sich die erste Vorform der Körperhöhlungen bildet, das so genannte embryonale Zölom, ein hufeisenförmiger Hohlraum, der sich während des zweiten Schwangerschaftsmonats in drei Unterteilungen aufspaltet, in die Perikardhöhle für das Herz, die Pleurahöhle für die Lungen und die Peritonealhöhle oder Bauchfellhöhle für die Organe des Bauchraums.

Fast gleichzeitig entwickelt sich ab der fünften Lebenswoche des Embryos das Zwerchfell, das später zusammen mit den unterhalb ansetzenden Organfixierungen, vor allem den Bandaufhängungen von Leber und Magen zur großen, horizontal verlaufenden Trennkuppel zwischen Brust- und Bauchraum wird.*

Wenn wir nun noch zur Kenntnis nehmen, dass die Organe während der ersten Lebensmonate des Embryos allesamt eine festgelegte Raumkurve durchwandern, bis sie den für sie vorgesehenen Platz in den genannten Körperhöhlungen finden, so liegt der Schluss nahe, dass die Innenauskleidung und Unterteilung der Höhlungen zusammen mit diesen Organbahnen die erste Matrix einer Innenbewegung des Bindegewebssystems ausbilden.

Jean Pierre Barral, auf dessen bahnbrechende Arbeit wir im nächsten Kapitel zu sprechen kommen, vermutet, dass die von ihm entdeckte Motilität, eine rhythmisch ablaufende Minimalbewegung der Organe, gleichsam das embryonale Gedächtnis der Organe, die Erinnerung an die durchlaufene Raumkurve sein könnte. Er hat festgestellt, dass es bisher keinen wissenschaftlichen Nachweis für diesen Zusammenhang gibt. Aber es ist ihm jedenfalls gelungen, in der Behandlungspraxis so viele Fakten zusammenzutragen und vor der medizinischen Öffentlichkeit zu demonstrieren, dass man seinen Ausspruch, dass man die Struktur des Menschen vor allem als Struktur der Organe zu begreifen habe, nicht mehr von der Hand weisen kann.

Bevor wir so weit nach innen blicken, möchte ich einen Bericht vorstellen, der nochmals den Fuß und damit die Bedeutung eines Teils für das Ganze ins Blickfeld rückt.

* Der Vorgang ist sehr eindrucksvoll beschrieben in: Keith L. Moore, T.V.N. Persaud: *Embryologie. Lehrbuch und Atlas der Entwicklungsgeschichte des Menschen,* Stuttgart 1996, Kapitel vier und Kapitel neun.

Dritte Fallgeschichte

Die Geschichte von meinem linken Fuß

Zuweilen ist es so, dass wir uns bei Unfällen immer wieder an derselben Stelle verletzen. Es erwischt dann stets den linken Ellbogen oder das rechte Knie oder die rechte Schulter oder die linke Hüfte. Es ist wie verhext, bestimmte Ecken scheinen regelrecht auf einen Unfall zu warten. Mein linker Fuß kann ein Lied davon singen.

Es begann alles vor achtundzwanzig Jahren an einem wunderschönen Sommermorgen in Siena. Ich trat aus der Haustüre meiner Wohnung in der Via di Mezzo und machte ein paar Schritte die steile Gasse hinauf. Plötzlich, während ich das Gewicht auf den linken Fuß gab, fühlte es sich so an, als würde mir jemand ein Messer von unten in das Innere des Fußes schieben. Ich konnte kaum noch auftreten, musste mich an der Hauswand abstützen, dann ging es humpelnd weiter. Der Schmerz spielte sich in den folgenden Tagen auf ein gerade erträgliches Maß ein. Ich konnte gehen, aber an ein festes Auftreten oder an einen Sprung war nicht zu denken.

Nachdem ich aus Italien zurückgekehrt war, wanderte ich durch die üblichen Mühlen der Orthopädie, Röntgenaufnahmen wurden gemacht, Spritzenkuren in Erwägung gezogen, aber niemand wusste so richtig, was mit dem Fuß los war. Das ging die nächste Zeit so weiter, genauer gesagt, zehn Jahre.

Dann saß ich nämlich zusammen mit Kollegen aus den USA in einem Schlosshof beim abendlichen Rotwein in Savoyen. Mein französischer Kollege Michel, selbst Arzt und Rolfer, hatte zusammen mit mir einen Ausbildungskurs für Ida Rolfs Institute erstmals in Europa organisiert. Der Hausherr war Osteopath. Als ich im Verlauf unseres Gesprächs aufstand, um noch eine Flasche Wein zu holen, schoss mir der Schmerz wieder in meinen linken Fuß, ganz so wie damals in Siena vor zehn Jahren. Ich hatte ja durchaus mit dem Schmerz zu leben gelernt, aber in diesem Augenblick, gegen Mitternacht auf dem Schlosshof, wollte er offenbar auf eine ganz neue Art zuschlagen. Ich versuchte den Freunden und Kollegen zu erklären, dass mein Fußgewölbe auf der linken Seite zusammengebrochen sei. Und natürlich entwickelte sich eine lebhafte Diskussion über meinen Fuß. Der Hausherr lachte und meinte, genau das Gegenteil sei der Fall, mein vierter Mittelfußknochen hätte sich nach oben verklemmt, ich würde sozusagen mit einer kleinen Pyramide im Fuß durchs Leben gehen. Dann kam er zu mir, forderte mich auf, das Gewicht ins rechte Bein zu geben, nahm den schmerzhaften linken Fuß in seine Hände und verdrehte den Fuß ganz vorsichtig in sich, als würde er ein Handtuch auswringen. Im Inneren des Fußes konnte ich ein leises Klicken spüren, es fühlte sich an wie ein leichtes Schaben zwischen zwei Knochen. Dann trat ich auf, hatte ein federndes Gefühl im Fuß, und der seit zehn Jahren vertraute Schmerz war wie weggeblasen. Das federnde Gefühl im Fuß blieb, der Schmerz kam glücklicherweise nicht zurück. Und das blieb so für die nächsten Jahre.

Doch dann kam es einige Jahre später in Italien wieder zu einem Vorfall, der mich schmerzhaft an den linken Fuß erinnerte. Ich war bei Freunden im Cassentino, in den Bergen hinter Arezzo. Es war Herbst, wir saßen im Freien, und als das Holz für das Feuer knapp wurde, versuchte ich mit meinem linken Fuß ein paar alte Bretter zu zerkleinern. Es war eine große Dummheit, denn sofort meldete sich der Schmerz im linken Fuß und das Ganze war noch schlimmer als damals in Siena. Wieder konnte ich das Gewicht nicht so richtig auf das rechte Bein verlagern, und zu allem Unglück sah es völlig hoffnungslos mit meinem Sprunggelenk aus. Ich konnte es überhaupt nicht mehr bewegen.

Nach der Heimreise suchte ich einen Kollegen auf, um das Gelenk wieder in Ordnung zu bekommen. Es wurde etwas besser, aber so richtig wollte das Ganze nicht funktionieren. Und dann passierte ganz unerwartet etwas, was wie ein Glücksfall der zweiten Auflage meiner Fußgeschichte weiterhelfen sollte.

Mein Berufsverband veranstaltete zweimal im Jahr Seminare, um Kandidaten für die Rolfing-Ausbildung zu prüfen. Eines dieser Seminare fand statt, als ich gerade aus Italien zurückgekehrt war. Als Mitglied des Prüfungsausschusses saß ich nun mit meinem lädierten linken Fuß in der Runde meiner Kolleginnen und Kollegen. Ein Teil der Prüfung bestand aus einer praktischen Übung, mit der die Kandidaten zeigen sollten, dass sie hinreichend Kenntnisse im praktischen Umgang mit dem Organismus ihrer Klienten hatten. Wir hatten einen Kandidaten in der Bewerbergruppe, der Jazzmusiker war. Er war Musiker, und kam nicht, wie man es im Kollegenkreis gerne sah, aus einem therapeutischen Beruf. Als es an die praktische Übung ging, forderte ich ihn auf, sich meinen linken Fuß anzusehen und vielleicht etwas Ähnliches zu machen, was sein Rolfer während der zweiten Rolfing-Stunde mit seinen Füßen gemacht hatte. Der Kandidat kam aus England und hieß Harvey. Er nahm meinen Fuß auf eine so entschlossene Art in seine großen fleischigen Schlagzeugerhände, dass alle Gewebeschichten um mein Sprunggelenk in die richtige Richtung marschierten. Ich hatte wieder einmal Glück gehabt mit der Misere meines linken Fußes.

Weshalb war es möglich, dass jemand, der relativ wenige anatomische Vorkenntnisse hatte, der keinerlei Praxis im physiotherapeutischen Bereich vorweisen konnte, meinen Fuß wirksamer behandelte, als der professionell ausgebildete Kollege, den ich vorher aufgesucht hatte? Offenbar gibt es so etwas wie einen Formsinn für den Organismus, der diesseits oder jenseits des anatomischen Detailwissens einen direkten Zugang zu den Problemen des Körpers möglich macht. Ich war jedenfalls froh, dass ich diesmal Hilfe gefunden hatte, ohne lange warten zu müssen.

Aber die Geschichte mit meinem linken Fuß hatte noch kein Ende gefunden. Einige Jahre später hatte mein Zahnarztfreund Sebastian, den ich schon im Abschnitt über das Kiefergelenk des Geigenbauers erwähnt habe, eine großartige Ferienidee. Das Stichwort dieser Idee lautete »Große philosophische Ausfahrt«. Und konkret bedeutete das, dass er eine sehr gemischte Gesellschaft zu einer zweiwöchigen Fahrt auf seinem griechischen Zweimaster zu einer gemütlichen Segelfahrt in die Ägäis einlud. Wir waren eine Gruppe von Zahnarzthelferinnen, Zahnärzten, Professoren ehrwürdiger deutscher Universitäten, Piloten, Musikern und Rolfern, und wir fuhren alle gemeinsam zur See.

Es waren zwei herrliche Wochen, und als die Reise zu Ende war, wollte ich eigentlich gar nicht so recht nach Hause. Wir waren im Hafen angekommen und mussten über den Vorbaum, der über die Hafenmauer ragte, an Land kommen. Das Einfachste schien zu sein, mit einem großen Satz direkt vom Vorbaum an Land zu springen. Auf diese Weise kamen die meisten von uns an Land, bis ich an der Reihe war. Der Vorbaum überragte die Hafenmauer um ein paar Meter, und als ich sprang, wurde das Schiff von einer Welle angehoben. Ich verschätzte mich offenbar in der Entfernung und stemmte die Füße zur Landung gegen den Boden, während ich noch in der Luft unterwegs war.

Als ich dann mit der Ferse auf den Boden krachte, tat es einen lauten Knall: Genau an der Stelle, wo ich mit dem linken Fersenbein aufkam, war ein dicker Kieselstein einbetoniert.

Während der weiteren Reise auf der Fähre nach Athen hatte ich genügend Zeit, um über meinen linken Fuß nachzudenken. Der Knöchel war schnell zur Größe eines mittleren Blumenkohls angeschwollen. Zu Hause angekommen, musste ich mich an das Leben mit Krücken gewöhnen. Der Aufprall hatte in meinem Fersenbein tief gehende Risse erzeugt. Die Schmerzen waren so stark, dass ich für Monate mit dem linken Fuß nicht auftreten konnte. Und wieder war das Sprunggelenk steif. Diesmal war es wirklich schlimm. Ich konnte das Gelenk nach einem Jahr immer noch nicht bewegen, und bei der geringsten Belastung schwoll es an. Ein Manualmediziner in meinem Bekanntenkreis meinte, ich würde nie wieder richtig gehen können.

Es waren keine schönen Aussichten, aber ich wollte nicht aufhören zu suchen. Fast zwei Jahre lang ging ich zu Orthopäden, Rolfing-Kollegen und Osteopathen, um das Gelenk wieder zum Leben zu erwecken. Doch nichts fruchtete. Schließlich, als ich die Hoffnung schon fast aufgegeben hatte, war mein Münchener Kollege Christoph bei mir zu Besuch. Ich hatte immer einen Behandlungstisch für Notfälle zu Hause, und wir entschlossen uns, das hoffnungslose Gelenk noch einmal anzusehen. Ich lag ausgestreckt auf dem Tisch, meine Fersen ragten gerade über die Tischkante, und mein Kollege hielt mein beschädigtes Fersenbein in beiden Händen. Es fühlte sich so an, als würden sich seine Hände so an die Form des Knochens anpassen, dass ich zwischen meiner Ferse und seinen Händen nicht mehr unterscheiden konnte. Ich versank langsam in einen tranceähnlichen Zustand. Und dann stellte sich eine eigenartige Empfindung in meinem linken Fuß ein. Es war so, als würde das Innere des Knochens anfangen zu schmelzen. Dieses Gefühl setzte sich in langsamen Wellenbewegungen durch mein Bein und den ganzen Rumpf fort. Ich gewann allmählich den Eindruck, als sei die Starrheit in meinem Fersenbein wie mit langen faserigen Schlingpflanzen mit dem Inneren meines ganzen Organismus verknüpft.

Nachdem mein Kollege meinen Fuß wieder losgelassen hatte, blieb ich sehr lange auf dem Tisch liegen. Ich wanderte ganz ruhig durch wechselnde Stimmungsbilder.

Als ich aufstand, meinte ich ein Wunder zu erleben: Ich spürte den Boden plötzlich ganz anders, und ich konnte das Sprunggelenk wieder normal bewegen.

Dieses Erlebnis machte mir deutlich, dass die Knochen ein Teil des Bindegewebes sind, der anfällig für Spannung und Schock sein kann. Und wir können offenbar durch subtilste Behandlungstechniken selbst das Innere eines Knochens behandeln, als wäre es lediglich verspanntes Gewebe.

Übrigens hatte ich kürzlich einen ziemlich schlimmen Sturz mit dem Motorroller, diesmal nicht in Italien, sondern wieder in Griechenland. Ich kam natürlich mit dem linken Knöchel auf, bevor ich lang gestreckt auf der Fahrbahn landete. Die Wucht des Aufpralls war groß. Aber diesmal geschah meinem Sprunggelenk nichts. Das Fersenbein war offenbar in sich so elastisch geworden, dass die angrenzenden Band- und Gelenkstrukturen unbeschädigt blieben.

Die Viszerale Methode – Die Behandlung der Organe nach Jean Pierre Barral

Im ersten Teil dieses Buches, im Kapitel über das Bindegewebe, haben wir schon erwähnt, dass nicht nur die Muskeln Faszienhüllen haben, sondern auch die Organe eine ganz bestimmte Form von Bindegewebshüllen aufweisen. Jedes Organ verfügt über eine relativ zähe Hüllschicht, die dem Organkörper wie angegossen anliegt, und die sich außerhalb an einzelnen Stellen zu Bändern formt, um das Organ in der Körperhöhlung zu befestigen. So ist beispielsweise die Leber von einer dichten Bindegewebskapsel umhüllt, die sich an der Oberseite zu einer dichten Bandschicht verdichtet und das Organ mit dem Bauchfell, beziehungsweise mit der Faszienschicht des Zwerchfells vereinigt. Wäre das nicht der Fall, würde die Leber schon bei einem einzigen Atemzug durch die Zwerchfellbewegung nach unten gestoßen.

Neben der relativ starren Hüllschicht gibt es aber noch eine zweite Form des Bindegewebes, die für die Bewegung der Organe eine wichtige Rolle spielt: Es handelt sich hierbei um eine flüssige Gleitschicht, die ebenfalls aus Bindegewebe besteht. Diese Gleitschicht ermöglicht, dass die Organe im Verhältnis zueinander gleiten können. Die zähe Hüllschicht, die dem Organ eng anliegt, gleitet also auf der Hüllschicht des nächstliegenden Organs mittels des dazwischen vorhandenen Gleitfilms.

Der französische Osteopath Jean Pierre Barral begann vor mehr als zwei Jahrzehnten sein Augenmerk auf dieses eigentümliche Phänomen der Organbewegung zu richten. Er arbeitete damals in einer Klinik, die vor allem schwer kranke Patienten betreute. In vielen Fällen von Organerkrankungen beobachtete er, dass die Erkrankungen Spuren am Bewegungsapparat hinterließen. Er war Osteopath, beschäftigte sich damals vor allem mit den knochigen Gelenken, und deshalb kam er dazu, zu beobachten, wie sich ein krankes Organ auf die Wirbelsäulengelenke auswirkt.

Barral hatte sein Fach in England studiert und traf dort bei seinen Kollegen zunächst auf große Skepsis. Man hatte eine so klare und wunderschön schematische Gelenktheorie entwickelt, mit der man sicher zu wissen meinte, wie sich alles verhält, und da kommt plötzlich ein französischer Kollege daher und stürzt alles um.

Die erste Reaktion lautete: »Die Behandlung der Organe ist doch nur bei den Franzosen wichtig, weil sie so viel essen und so viel Wein trinken.«

Mittlerweile hat sich die Skepsis allerdings gelegt. Wie in England und Frankreich, hat die Viszerale Manipulation weltweit Interesse und Anerkennung gefunden. Es ist sicherlich einzigartig, wie sich Barrals Konzept bis nach Russland und Japan durchsetzen konnte.

Und nicht nur sein eigenes Fach, die Osteopathie, hat seine Methode angenommen, sondern auch Fachgebiete wie die Gynäkologie, die Geburtshilfe, die Manualmedizin, die kraniosakrale Methode und natürlich auch das Rolfing haben dazugelernt.

Barrals bahnbrechende Entdeckung war, dass es für jedes Organ eine klar vorgegebene Bewegungsachse gibt, um die sich das Organ bewegt, sobald wir atmen. Sobald wir einatmen, übt das Zwerchfell Druck auf den Bauchraum aus, bewegt sich nach unten und schiebt damit die Bauchorgane ebenfalls nach unten. Auf welcher Bahn diese Bewegung abläuft, hängt mit den Bandbefestigungen der Organe zusammen. So gleiten beispielsweise Leber und Magen nach vorne und nach unten, in Richtung des Bauchnabels, sobald wir einatmen, und kommen beim Ausatmen wieder in die Ausgangslage zurück. Für jedes Organ gibt es eine derartige Reiseroute, die bei jedem Atemzug durchwandert wird.

Wir haben bereits erwähnt, dass die Organe nur deshalb aufeinander gleiten können, weil zwischen ihnen ein Flüssigkeitsfilm vorhanden ist. Barral hat beobachtet, dass dieser Film bei Erkrankungen Veränderungen unterworfen ist.

So führt beispielsweise eine Gelbsucht zur Erstarrung der Hüllschicht der Leber, und damit verliert das Organ einen Teil seiner Beweglichkeit. Beim Atmen kann die Leber dem Zwerchfell nicht mehr genügend Raum geben, und es kommt dazu, dass die rechte Seite unseres Rumpfs verzogen wird. In der Folge kommt es häufig zu Schwierigkeiten im darüber liegenden Schultergelenk. Wir müssen uns bewusst sein, dass die Atmungsbewegung etwa vierundzwanzigtausendmal am Tag abläuft. Wenn nun eine Bewegungseinschränkung an einem Organ vorhanden ist, entsteht genauso oft ein Dreh- und Kippimpuls im Inneren des Körpers. Es ist so, als würde vieltausendmal ein Schraubenzieher in einer Richtung an den Nahtstellen des inneren Körperbaus anziehen. Wir entwickeln eine innere Schieflage. Dann wird die äußere Muskulatur, um uns einigermaßen aufrecht in der Schwerkraft zu halten, ausgleichend aktiv werden. So nötig dieser Ausgleich ist, wird er zwangsläufig zu weiteren Verspannungen und unter Umständen zu Gelenkblockierungen führen.

Wie drastisch sich Bewegungseinschränkungen der Organe auf den ganzen Körperbau auswirken, konnte ich vor einigen Jahren beobachten. Während eines Fortgeschrittenenkurses, den ich zusammen mit meinem Kollegen Jan Sultan unterrichtete, konnte ich besonders anschaulich studieren, dass sich die Organe und der Bewegungsapparat in ihrer strukturellen Bedeutung nicht voneinander getrennt betrachten lassen.

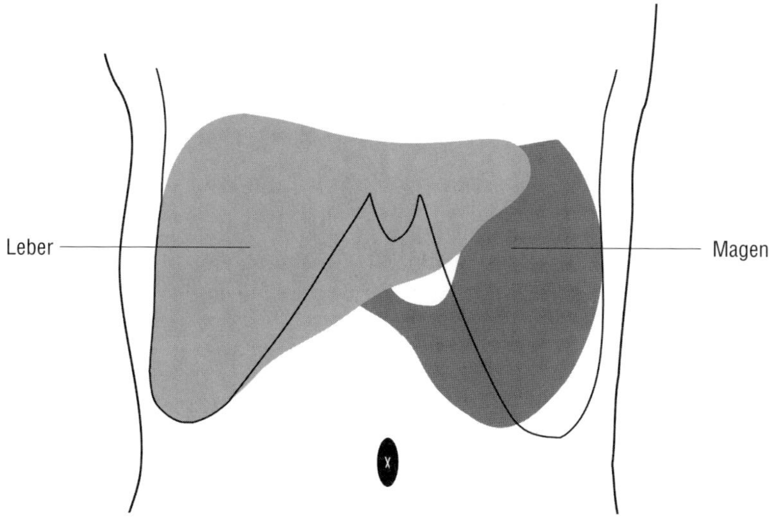

Abb. 29: Die äußere Form des menschlichen Körpers steht in Verbindung mit der inneren Form: Die Spannungsmuster des Muskelsystems sind in ständiger Verbindung mit den Bewegungen der inneren Organe. Als Basis des gesamten Oberkörpers kommt so der Leber und dem Magen besondere Bedeutung zu.

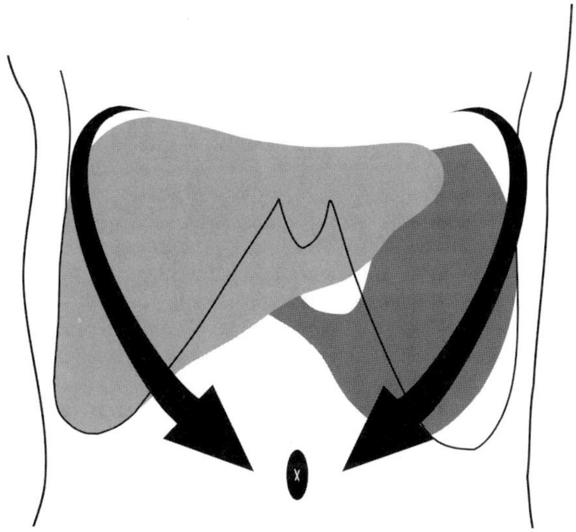

Abb. 30: Beim Einatmen machen die Leber und der Magen eine Bewegung nach vorne und unten in Richtung des Bauchnabels. Diese Bewegung kann nur dann reibungslos ablaufen, wenn die Organe mittels ihrer Bindegwebshüllen und der so genannten Serosaschicht aufeinander gleiten können.

Ein derartiger Kurs für Rolfer mit längerer Berufspraxis läuft über einen Zeitraum von sechs Wochen. Als praktische Übungen behandeln unsere Kollegen während des Kurses Klienten, die sich als »Übungsmodelle« zur Verfügung stellen. Eines unserer »Modelle« war eine vierzigjährige Frau, die Probleme mit ihrer rechten Schulter hatte. Wir konnten sehen, dass diese Schulter fast fünf Zentimeter weiter unten stand als die linke. Während der ersten Behandlungsversuche wollte sich einfach keine Besserung einstellen. Schließlich untersuchten wir die Beweglichkeit der Leber und konnten feststellen, dass das Organ in seiner Position wie festgefroren war. Wir befragten die Klientin daraufhin, ob sie jemals an einer Gelbsucht erkrankt sei. Zu unserer Überraschung beteuerte sie, das sei völlig ausgeschlossen. Glücklicherweise ließen wir uns nicht beirren und behandelten das bewegungslose Organ so, als hätte es unter der Gelbsucht gelitten. Wir verwendeten die vorsichtig und subtil vorgehende Technik von Jean Pierre Barral: Die Klientin saß auf einem Schemel, und sie beugte sich nach vorne, während unsere Hände die Leber sanft auffingen und nach oben unterstützten, als würden wir sie etwas anheben. Während der ganze Rumpf sich leicht nach vorne und wieder zurück beugte, fühlte es sich unter unseren Händen so an, als würde das Organ wieder lebendig werden. Und nach diesem Manöver, das nicht länger als ein paar Sekunden in Anspruch nahm, baten wir die Klientin aufzustehen. Und siehe da, die Schultern waren plötzlich gleich hoch, der rechte Arm ließ sich mühelos bewegen.

Wir waren einigermaßen überrascht, aber unsere Überraschung war noch viel größer, als die Klientin eine Woche später wieder zum Kurs kam und uns berichtete: Sie konnte sich plötzlich erinnern, dass sie vor vielen Jahren tatsächlich unter einer Gelbsucht gelitten hatte. Die Erkrankung war so schwer gewesen, dass man sie für mehrere Wochen in ein Krankenhaus einliefern musste, da sie für längere Zeit das Bewusstsein verloren hatte. Glücklicherweise blieb die Schulter nach unserer kurzen Behandlung dauerhaft in der ausgeglichenen Position, und die Spannungssymptome waren wie weggeblasen.

Nach dieser Erfahrung waren auch die größten Skeptiker unseres Kurses von der Bedeutung der Organe für unsere »innere Form« überzeugt. Und wir hatten nun in der Zukunft auch etwas mehr Mut, der Wahrnehmung unserer Augen und unserer Hände mehr zu vertrauen, als dem, was die Klienten über sich selbst und ihre Leiden erzählten.

Barrals wichtigste Leistung ist, dass er für jedes Organ ein klares Regelsystem entwickelt hat. Wir können das Organ mit der Hand »beobachten«, während der Klient atmet und feststellen, ob sich das Organ auf seiner angestammten Raumkurve bewegt, ob es davon abweicht und wo es fest hängt. Sobald wir die so ge-

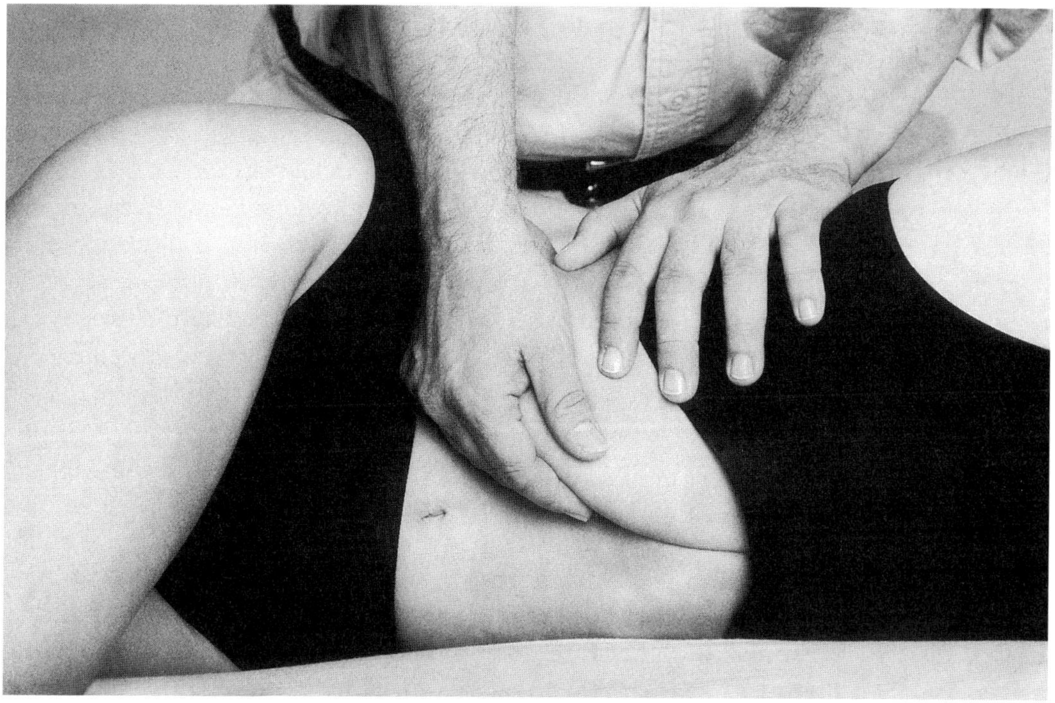

Abb. 31: Die Behandlungsmethode, die Jean Pierre Barral für die Organe entwickelt hat, erfordert größte Sensitivität. Im Grunde werden dabei nicht die Organe selbst, sondern ihre Bindegewebshüllschichten und ihre Bänder behandelt, die über eine reiche Nervenversorgung verfügen. Diese Methode, die so genannte Viszerale Manipulation, baut Brücken zu den Reaktionsmustern des autonomen Nervensystems und damit zu den Fundamenten unseres Gefühlslebens.
Auf dem Foto ist eine Mobilisierungstechnik zu sehen, die der Leber die natürliche Beweglichkeit zurückgeben soll. Der Behandler drückt den unteren Brustraum behutsam gegen den angrenzenden Bauchraum, damit er die Leber mit der Hand auffangen und einen vorsichtigen Impuls gegen die Bandaufhängung dieses Organs geben kann.

nannte Fixierung lokalisiert haben, ist es möglich, dem Organ durch einen subtilen Impuls seine Beweglichkeit zurückzugeben.

Diagnose und Behandlung derartiger Bewegungseinschränkungen zielen auf die so genannte Mobilität der Organe. So nennt Barral die deutlich spürbare Bewegung der Organe, während wir atmen. Es gibt aber offenbar noch eine andere, eine ganz feine Bewegung der Organe, die in gewisser Weise dem kraniosakralen Puls ähnelt. Sie hat einen anderen Rhythmus als der Puls des kraniosakralen Systems und ist ähnlich diffizil zu erspüren. Barral nennt diesen winzigen Bewegungsablauf Motilität.

Auch für diesen feinsten Bewegungsablauf, an dem alle Organe, und sogar das Gehirn teilnehmen, hat er ein präzises Diagnosesystem und eine wirksame Behandlungsstrategie entwickelt.

Diese äußerst subtile Bewegung, die Feinschwingung der Organe, gibt uns Aufschluss über den Vitalitätszustand des jeweiligen Organs. Sie ist – ähnlich wie die Amplitude des kraniosakralen Pulses – ein Gradmesser der Lebenskräfte.

Leider wissen wir bisher wenig darüber, wie diese Bewegung zustande kommt. Im vorausgehenden Kapitel haben wir über die Bewegungsbahnen der Organe während der Embryonalzeit berichtet. Vielleicht ist es tatsächlich so, wie Barral spekuliert, dass die Organe sich an diese Bahnen erinnern. Die Motilität eines Organs wäre dann sozusagen die Erinnerung an die Zeit der ersten Lebensmonate im Mutterleib. Und diese Erinnerung scheint ähnlich wie die viel massivere Bewegung der Organe während des Atmens Spuren im sichtbaren Körperbau zu hinterlassen.

So kann sich die reduzierte Motilität einer Niere deutlich im Raum hinter dem Bauchfell manifestieren, dort, wo sich die Niere während des Atemvorgangs mehrere Zentimeter auf und nieder bewegt. Und wenn es zu einer derartigen Manifestation in dem tiefen Innenraum vor der Vorderseite unserer Wirbelsäule kommt, sinkt die Membrankonstruktion der Körperhöhlungen einseitig zusammen. Es kann dann durchaus der Fall sein, dass eine Körperseite insgesamt verkürzt ist, dass sich der Klient innerlich verschoben vorkommt und er sogar auf dieser unbeholfen wirkenden Seite immer wieder seinen Fuß verletzt.

Wir wissen bis heute sehr wenig über die komplizierten Zusammenhänge, die hinter einem derartigen strukturellen Wandlungsprozess stehen. Aber wir wissen sicher, dass es in einer solch komplexen Situation nicht ganz das Richtige ist, den Organismus durch eine Behandlung des äußeren Muskel- und Knochenbaus geradebiegen zu wollen.

Bei der Rolfing-Behandlung können wir uns die Kenntnisse der manuellen Organbehandlung auf besonders produktive Weise zu Eigen machen. Bei dieser Behandlung, bei der subtilen Korrektur der Bewegungsachsen eines Organs, wird nämlich nicht das Organ selbst behandelt, sondern vielmehr die Hüllschicht des Organs. Und diese Hüllschicht besteht aus demselben Material, welches das Metier der Rolfing-Behandlung ist, nämlich aus Bindegewebe.

Mit Hilfe der viszeralen Methode lässt sich die Arbeitsweise der Rolfer in die bedeutungsvollen Tiefen unseres körperlichen und seelischen Innenlebens führen. Denn die Organe sind nicht leblose Bausteine, sondern Kernelemente unseres Lebens, die eine strukturelle, eine physiologische und sogar eine psychologische Bedeutung haben.

Die Bedeutung des kraniosakralen Systems für die Körperstruktur

Ich erinnere mich an ein Gespräch mit dem im vorigen Kapitel mehrmals erwähnten Jean Pierre Barral über die kraniosakrale Methode. Wir befanden uns mitten im Unterricht in einem Kurs über die Behandlung des Schleudertraumas und waren dabei, die Auswirkungen von schwersten Verkehrsunfällen zu beschreiben. Wir diskutierten die fast unüberschaubare Vielfalt von Störungen, die derartige Unfälle im körperlichen und seelischen Bereich anrichten. Im Verlauf unseres Gesprächs meinte Barral dann, dass es in der Arbeit mit dem menschlichen Organismus in diesem Jahrhundert neben Sigmund Freud ein ganz großes Genie gegeben habe, und das sei William G. Sutherland.

Nach Barrals Auffassung bedürfe es schon der Courage eines Genies, um wie Sigmund Freud im Wien der Zwanzigerjahre die menschliche Sexualität in den Mittelpunkt der Betrachtung zu rücken und wie William G. Sutherland zu behaupten, dass die Schädelknochen des erwachsenen Menschen sich rhythmisch bewegen.

Die medizinische Anatomie vertrat die Auffassung, dass es zwischen den einzelnen Einheiten des ausgewachsenen Kopfes, an den Schädelnähten, den so genannten Suturen, keinerlei Bewegung gäbe. Dagegen behauptete Sutherland, dass im Schädel sehr wohl Bewegung vorhanden sei. Sutherland war Osteopath, und nicht nur die Schulmediziner, sondern auch die Kollegen aus dem Fach Osteopathie liefen gegen seine Auffassung Sturm. Glücklicherweise konnte er eine kleine Gruppe von Kollegen in seiner Behandlungstechnik ausbilden, die das Wissen über seinen Tod hinaus weitergeben konnten. Aber nachhaltige Resonanz sollte Sutherland erst finden, nachdem er längst verstorben war.*

* Für Fachleute ist das umfangreiche Lehrbuch aufschlussreich: Torsten Liem: *Kraniosakrale Osteopathie. Ein praktisches Lehrbuch,* Stuttgart 1998.

Um die kraniosakrale Methode zu verstehen, müssen wir einen kleinen Ausflug in den anatomischen Bau unseres Kopfes und der Wirbelsäule machen. Sutherlands Ansatz beschäftigt sich vor allem mit dem Innenleben dieses so wichtigen Körperabschnitts. Dieses Innenleben ist strukturell von drei Bauelementen geprägt: Von Knochensubstanz, Membranen und Flüssigkeit. Unser Rückenmark wird im Wirbelkanal von der Knochenumfassung geschützt. Das Gleiche gilt für unser Gehirn, das von den Schädelknochen gegen äußere mechanische Einflüsse abgeschirmt ist. Die damit gewährleistete Ummantelung unseres Zentralnervensystems hat aber noch zwei zusätzliche Schutz- und Gliederungssysteme, nämlich die Hirn- und Rückenmarkshäute und die Hirnrückenmarksflüssigkeit.

Die genannten Häute bestehen aus drei Schichten. Die äußerste ist die so genannte Dura Mater, eine zähe faserige Hüllschicht, die in der Behandlungspraxis eine große Rolle spielt. Im Inneren des Schädels ist die Hüllschicht des Gehirns an ganz bestimmten Punkten festgewachsen. Dadurch können sich Zugspannungen auf den Kopf übertragen. Um den dabei ablaufenden Vorgang zu verstehen, müssen wir den Knochenaufbau des Schädels selbst noch etwas genauer ins Auge fassen.

Sutherlands revolutionäre Behauptung war, dass zwischen den Schädelnähten, also an den Stellen, an denen die einzelnen Schädelknochen ineinander gefügt sind, Bewegung möglich ist. Bei genauerer Betrachtung dieser Stellen, an denen ein Schädel aussieht, als hätte er Sprünge bekommen, finden wir tatsächlich, dass dort nicht Knochen auf Knochen trifft, sondern dass von der beidseitig vorhandenen Knochenhaut Fasern abzweigen und wie eine winzige Verbindungsbrücke zwischen den Knochen verlaufen. Diese Fasern bestehen vor allem aus Bindegewebsmaterial, das nicht nur die Fuge ausfüllt, sondern auch an beiden Seiten der Knochenhaut in den Knochen eindringt und damit eine elastische Verankerung schafft.

Wir haben schon erwähnt, dass das dritte wichtige Element im Inneren von Kopf und Wirbelsäule aus Flüssigkeit besteht. Kommt es durch diese Flüssigkeit zu Druckschwankungen der genannten Innenräume, so ist die Bewegung des Schädels durch die dünne Verankerungsschicht zwischen den einzelnen Schädelknochen ermöglicht.

Das Ganze ist natürlich viel komplexer, als es auf den ersten Blick aussieht. Der Schädel verfügt über eine Reihe von Flüssigkeitsspeichern und ist mit einem Röhren- und Leitungssystem mit dem Rumpf und den Gliedmaßen verbunden. Er ist aus der Sicht der Anatomie vielleicht der komplizierteste Körperteil.

Um eine Vorstellung vom Wirkungsmechanismus der kraniosakralen Methode zu bekommen, müssen wir aber aus den vielen anatomischen Details nur eine ganz

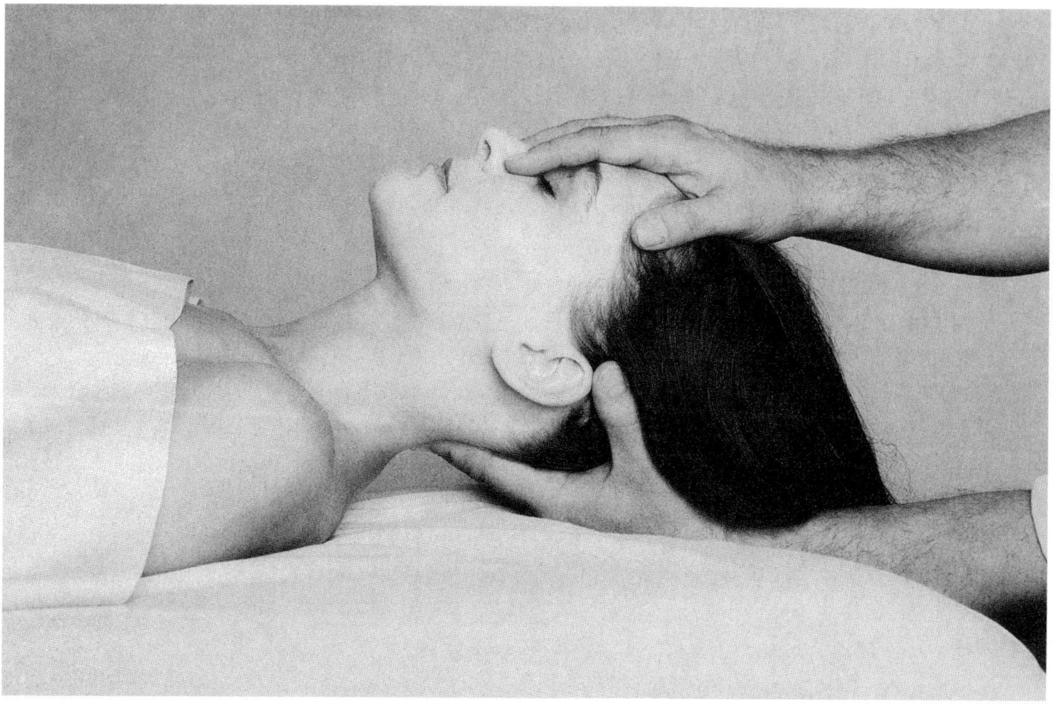

Abb. 32: Bei den klassischen Techniken der kraniosakralen Osteopathie wird nur sehr geringer Druck verwendet. Mit einer Berührung von nur fünf bis zwanzig Gramm versucht der Behandler sich in unser innerstes Membransystem einzuschalten. Viele dieser Techniken ermöglichen ausgezeichnete Behandlungsresultate. Aber es gibt auch Schichten des kranialen Systems, die eine andere Berührungsqualität erfordern, eine Qualität, die etwas mehr Druck und einen entschlossenen Zuggriff auf die Membranen und die Schädelnähte erfordert. Manche der ursprünglichen Annahmen Sutherlands, beispielsweise die Bewegung an der sphenobasilaren Verbindung, müssen sicherlich kritisch überdacht werden. Auf dem Foto sehen wir eine Technik, die die ganze Dura, die Hüllschicht des Rückenmarks, über das Innere des Kopfes erreichen will, und damit eine Entspannung im Wirbelkanal ermöglicht.

zentrale Gegebenheit herausheben: Die zähe Hüllschicht, die Dura Mater, ist an einigen Stellen mit dem Knochensystem verwachsen. Wir haben auf diese Anheftungen zwischen Dura und Knochen bereits im Abschnitt über die siebte Rolfing-Sitzung verwiesen. Dadurch entsteht eine Verbindung vom Schädelinnenraum und Wirbelkanal nach draußen zum Skelettsystem. Und über die Stellen, an denen die Dura festgewachsen ist, kann der Behandler buchstäblich in unsere tiefsten Innenräume greifen.

Sowohl die Diagnose als auch die Behandlungstechniken, die auf Sutherland beruhen, fordern ein hohes Maß an Sensibilität des Behandlers.

Und damit nicht genug. Weil die Bewegungen, die wir mit unseren Händen durch feinste Berührung spüren wollen, derart minimal sind, müssen wir darauf achten, dass wir uns nichts vormachen: Sobald wir in das »kraniosakrale Feld« eintauchen, benötigen wir deshalb eine große Bereitschaft zur Selbstkritik. Andernfalls verirren wir uns einfach in unseren Fantasien und sind nicht mehr in der Lage zu unterscheiden, was wir zu spüren meinen und was wir in Wirklichkeit spüren.

Die Bedeutung des kraniosakralen Systems für den gesamten Körperbau ist auf jeden Fall enorm. Das liegt vor allem daran, dass dieses System aus sehr zähen Schichten aufgebaut ist. Je zäher eine Schicht ist, desto dauerhafter trägt sie zur Form und Beweglichkeit bei. Und wenn eine zähe Schicht über große Entfernungen innerhalb unseres Körpers verläuft, kann sie Spannungen sehr dauerhaft über diese Entfernungen übertragen. Deshalb ist es nicht verwunderlich, dass ein Sturz auf das Steißbein nachhaltige Kopfschmerzen verursachen kann, die uns auch noch Jahre nach diesem unguten Ereignis plagen. Glücklicherweise sind die sehr zähen Schichten aber nicht nur beständig im Festhalten von Problemen, ihre Beständigkeit bewährt sich auch bei einer erfolgreichen Behandlung. Sobald die zähen Membranen erst einmal wieder den richtigen Ordnungsimpuls bekommen und annehmen, werden sie die wieder gefundene Ordnung auch sehr nachhaltig bewahren. Und führt die nicht ganz einfach durchzuführende Behandlung des kraniosakralen Systems zum Erfolg, wird dieser Erfolg auch sehr dauerhaft sein und von innen auf alle anderen Körpersysteme positive Auswirkungen haben.

Betrachten wir das kraniosakrale System mit den Augen eines Rolfers, so blicken wir auf das faszinierende Labyrinth der innersten Bindegewebsschichten. Wir sehen, dass auch im Gehirn und an den Nervensträngen der allgegenwärtige Vermittler der Form präsent ist: Das Bindegewebe hält nicht nur die Muskelpakete in Form, sondern auch die Schaltzentralen des Nervensystems. Und wenn wir etwas genauer hinschauen, sehen wir auch, wie das Bindegewebe Brücken von innen nach außen und von außen nach innen passierbar macht. Beispielhaft können wir das am Über-

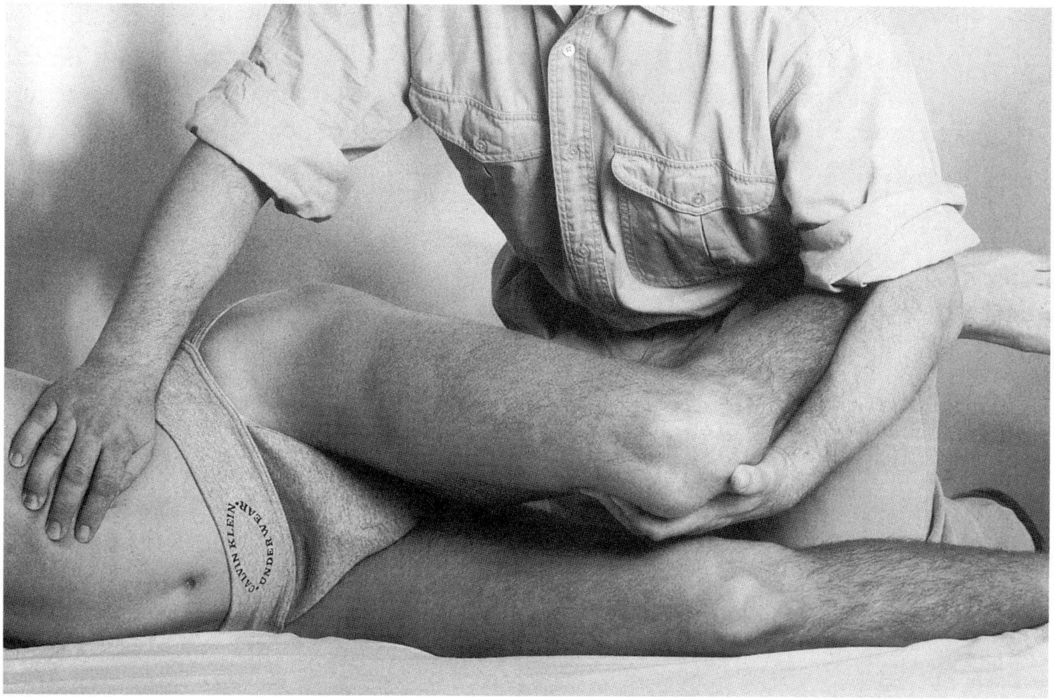

Abb. 33: Dieses Foto illustriert die Frage nach einer wirklich ganzheitlichen Behandlung der Körperstrukturen. Die Spannungen im Muskelsystem an der Innenseite des Beins werden gleichzeitig mit viszeralen Mustern des Bauchraums behandelt.
Die Adduktorengruppe, die Muskeln, die von den Sitzknochen des Beckens über die Knie nach unten verlaufen, leisten eine wichtige »Brückenfunktion« zwischen Beinstatik und Funktion des Beckenraums. In dieser Brückenfunktion treffen sich die Druck- und Zugkräfte der Organhüllen mit der Spannung der Muskelfaszien.

gang der Rückenmarkshüllschicht, der bereits ausführlich beschriebenen Dura Mater, und den Hüllschichten der aus dem Wirbelkanal austretenden Nerven studieren.

Wenn nun tatsächlich ein derartiger universaler Zusammenhang zwischen den verschiedensten Elementen des Organismus besteht, so stellt sich die Frage, ob eine isolierte Behandlung des kraniosakralen Systems, eine isolierte Behandlung des viszeralen Systems und eine isolierte Behandlung des myofaszialen Systems so ganz der richtige Weg ist. Sicherlich, all die Subsysteme erfordern eine bestimmte Qualität der Berührung. Man kann die Hüllschichten eines Organs nicht auf die gleiche Weise berühren, wie die eines Muskels. Man kann die Membranen des kraniosakralen Systems nicht auf die gleiche Weise beeinflussen wie die Zwischenknochenmembranen in den Armen und Beinen. Aber vielleicht ist es möglich, einen Gewebetyp so anzuregen, dass der Behandlungseffekt gleichzeitig in verschiedene Gewebe hineinwirkt. Konkret lautet die Fragestellung dann: Wie ist es möglich, Strukturen des Fasziensystems so zu formen, dass der ordnende Effekt auch auf das viszerale und kraniosakrale System übergreift? Und wie können wir die Tiefenstrukturen des Organsystems, des Kopfs und der Wirbelsäule so beeinflussen, dass der eintretende Wandel auch auf die formgebenden Komponenten des Bewegungsapparats wirkt?

Diese Fragestellung führt uns zu der Kernfrage zurück, die wir vor Beginn der Ausführungen zu unserem zweiten Grundlagenkapitel bereits gestellt haben. Es ist die Frage nach einer neuen Methode der Strukturellen Integration, nach neuen Wegen des Rolfings, die sich mit der inneren Form des Organismus auseinander setzen.

Innere Form – Ausblick auf neue Aspekte der Rolfing-Methode

Bei der Rolfing-Behandlung geht es vor allem um die Gewebeschichten der Faszien. Dabei verwenden wir diesen Begriff in einer viel umfassenderen Form, als das in der traditionellen Anatomie üblich ist. Für uns sind die Faszien ein übergreifendes System von vielen Membrantypen, die zusammen die dreidimensionale Verzweigung eines Endlossystems darstellen. In diesem Sinn meinen wir mit Faszien, wie es Hans Flury zusammengefasst hat, auch Schichten wie die Knochenhaut, die Gelenkkapseln, das Bauchfell, die Hüllschicht der Lungen und des Herzens.* Die zähen Hüll- und Unterteilungsschichten der Muskulatur sind nur ein Teil der wichtigen Forminnengliederung.

* Hans Flury: Normal Function in *Notes on Structural Integration* 91/1, S. 8.

In der traditionellen Theorie der Rolfing-Methode, sind die Hauptspannungen vor allem den Faszienschichten der Muskulatur zugeordnet. Darin besteht eine gewisse Berechtigung, denn die Spannungsmuster dieses Teilsystems des Gesamtbindegewebes haben eine große Bedeutung. Und diese Bedeutung von Fazienspannung läst sich nicht von den Spannungsmustern der Muskulatur selbst trennen. Wenn wir einen Menschen in Bewegung sehen, sind immer der strukturelle Aspekt – Faszienspannung – und der funktionelle Aspekt – Muskelspannung – gleichzeitig gegenwärtig.

Wir können allerdings durch die Beobachtung des Bewegungsablaufs die Herkunft der wirkenden Kräfte nie ganz sicher bestimmen: Es ist eine Kräftemischung von:

- Schwerkraft und Stützkraft der Erde
- Elastische Kräfte gedehnter Faszien
- Muskelkraft*

Um die kritischen Nahtstellen des Systems möglichst präzise behandeln zu können, müssen wir dem traditionellen »Rolfer-Blick« ein zweites Beurteilungssystem hinzufügen. Meines Erachtens kann dieses System für eine sachhaltige Beurteilung nicht ein bilddarstellendes Verfahren sein. Selbst die Magnetresonanzaufnahme liefert keine klaren Auskünfte über die Struktur. Es kann nur die sensitiv tastende Hand sein, die uns Auskunft über die innere Form des Organismus gibt.

Es gibt eine Reihe von sehr großflächigen Bindegewebsschichten, denen wir bisher wenig Beachtung geschenkt haben. Ein Beispiel ist die Innenauskleidung des Brustraums, die so genannte endothorakale Faszie. Diese Schicht hat eine Verbindung zu den großen Hüllschichten des Beckens. Vielleicht werden wir schon bald in der Lage sein, die Teilsysteme, in die Anatomie unseren Körper zerlegt hat, gleichzeitig zu behandeln: Muster des kraniosakralen und viszeralen Systems im Kontext der äußeren Hüllschichten. Dann wäre sicherlich auch eine sehr effiziente Behandlung des Rückgrats, das wir so fälschlich als Wirbelsäule bezeichnen, in Sicht. Statt uns in den vielen Details der einzelnen Gelenke zu verlieren, könnten wir die Wirbel und Rippen in ihrem Faszienbett behandeln, ohne auf sie direkten Druck auszuüben. Damit wären nur noch ganz eindeutige beidseitige Fixierungen für die Behandlung der Gelenke von Relevanz. Es könnte uns dann vielleicht gelingen, dem Rückgrat im Kontext seiner natürlichem Krümmungen gleichzeitig Stabilität und Beweglichkeit zu ermöglichen.

* Hans Flury: *Die neue Leichtigkeit des Körpers,* München 1995, S. 17.

Das Eigentümliche des menschlichen Körperbaus ist gerade darin zu sehen, dass er genau so wie eine Bücherwand oder ein Tisch zum Ansatzpunkt rein mechanischer Kräfte wird. Aber diese Kräfte treffen in unserem Körper nicht auf eine leblose Materie. Die Bauelemente haben ihre eigene Dynamik, in der eine Vielzahl von inneren Kräften wirkt, während gleichzeitig die Schwerkraft ihren Einfluss geltend macht. Die Schwerkraft trifft beim lebendigen Organismus nicht auf regloses Material im Ruhezustand, sondern auf Strukturelemente, die ständig in Bewegung sind und ihr eigenes Regulationspotential haben. In diesem Sinne verändert die Schwerkraft bereits wirksame Kräfte in ihrem Ausmaß und ihrer Richtung.

Es liegt deshalb auf der Hand, dass eine Betrachtungsweise, die den menschlichen Körper lediglich in einzelne anatomische Einheiten zerlegt, nur bis zu einem gewissen Grad Aussagekraft haben kann. Wir gelangen mit einer derartigen Analyse an den Punkt, an dem wir die Einzelteile beschreiben und auch ihre Beweglichkeit im Verhältnis zueinander testen und behandeln können. Aber es fehlt uns dabei der Zugang zu der Dynamik innerer Bewegungsabläufe, die das Ergebnis unserer Tests und unserer Behandlungstechnik ständig modifizieren. Der Körper ist nicht nur ein Mosaik aus festen, zähen und flüssigen Teilen, er ist ein ganz individuelles Puzzle, das wie ein Perpetuum mobile seine eigene Geschichte berichtet und ständig weiterschreibt.

Die persönliche Form eines Organismus lässt sich in dieser Weise als ein vorliegender Bericht verstehen, der seine eigene Geschichte in wiederkehrenden Inhalten verkörpert und in neue Richtungen führt. Es gibt eine vorgegebene Anzahl von Elementen, aber ihre Kombinationsmöglichkeiten sind unzählbar.

Aus dieser Sicht ist es die Aufgabe des Rolfers, das bestehende System zu respektieren und vorsichtig Impulse für neue Kombinationsmöglichkeiten zu geben: Es ist so, als würde der Körper des Klienten den Händen des Behandlers seine eigene Geschichte erzählen, und im besten Fall beginnen diese Hände ein Gespräch mit spürbaren Formen. Daraus kann sich, ohne Worte zu verwenden, ein Dialog entwickeln, der die Stationen durchläuft, die unser körperliches Selbst geformt haben. Die Form- und Ausdrucksinhalte dieser Stationen sind in die Konstellation der Gewebe eingeschrieben und haben eine für das Individuum charakteristische Gestalt angenommen. Die Impulse für diese Gestalt kommen aus frühen Entwicklungsstadien und werden bis in unsere Gegenwart ständig ergänzt. Deshalb kann das Themenmaterial einer Behandlung aus allen Lebensphasen stammen und sehr verschiedene Bedeutungen haben.

Um ein Beispiel zu geben: Hochgezogene Schultern können auf rein mechanischer Grundlage entstehen, wenn beispielsweise ein bestimmtes nervliches Ge-

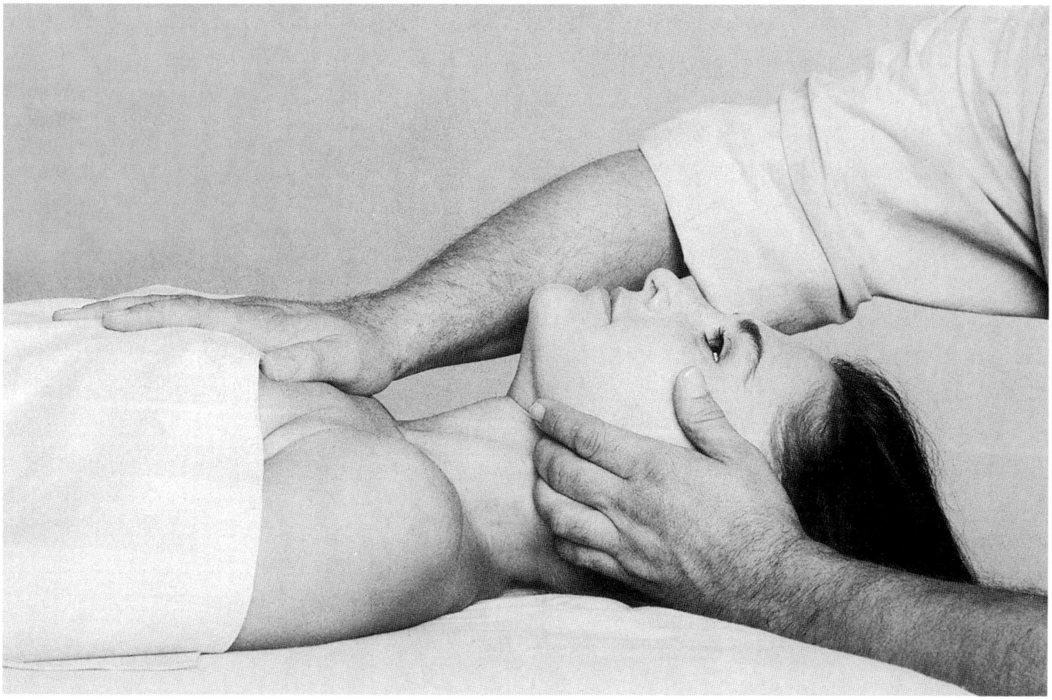

Abb. 34: Um die innere Form zu behandeln, muss der Rolfer die Fähigkeit besitzen, seine Hände so an die Klientin anzupassen, dass sie zwischen ihrem Körper und den Händen des Behandlers keinerlei Trennung wahrnehmen kann. Während der Rolfer mit seiner Persönlichkeit in großer Distanz bleibt, um jede Kleinigkeit »objektiv« zu registrieren, verschmelzen seine tastenden Hände mit dem beobachteten Subjekt, als würden sie dessen innere Form nachbilden. Erst dann, im Moment der gelungenen Nachbildung, erfolgt der korrigierende Impuls durch eine subtile und zugleich entschlossene Veränderung der Berührungsqualität.

schehen gestört wurde, sie können aber auch Grundlagen auf einer anderen Ebene haben, wenn eine ganz bestimmte Position des Embryos die inneren Membranspannungen des Brustkorbs geprägt hat, wenn wir uns später auf eine bestimmte Weise im Raum orientieren oder auf eine bestimmte Art anderen Menschen gegenüber präsentieren. Sie mögen eine inhaltlich bedeutungslose biomechanische Realität sein, aber auch den Ausdruck unserer vorherrschenden Gefühlslage spiegeln.

Um das ganze Spektrum dieser Formen- und Bedeutungsvielfalt zu erreichen, dürfen wir die Gewebeschichten nicht nur an einzelnen Stellen dehnen. Ein derartiges Vorgehen kann Erleichterung verschaffen, und das ist zuweilen nötig und sinnvoll. Aber für die Dauerhaftigkeit der Behandlungsergebnisse müssen wir unser Augenmerk dann doch auf die Gesamtform des Menschen richten.

Wenn wir den Organismus in seiner inneren Gesamtform behandeln wollen, stellt sich natürlich die Frage, wie das praktisch vonstatten gehen soll. Die einzige Antwort, die mir auf diese Frage einfällt, klingt paradox: Die Behandlung muss sehr präzise und gleichzeitig sehr global sein. Sehr präzise, um die wenigen, ganz tiefen Schaltstellen des Bindegewebssystems aufzuspüren und sehr global, um uns spürbar zu machen, dass unsere strukturellen Probleme nicht nur in lebloser Materie verwurzelt sind.

Im besten Fall, wenn eine Behandlung besonders gut verläuft, können wir uns das Geschehen folgendermaßen vorstellen: Der Behandler entdeckt die inneren Spannungsmuster und macht sie in der kombinatorischen Vielfalt ihrer Verbindungen zu anderen Gewebeschichten spürbar. Im Organismus gibt es außer dem eingefahrenen Muster immer auch die Tendenz sich von diesem Muster zu lösen, wenn damit eine angenehmere Gesamtstruktur verbunden ist. Die Natur mag einfach nichts Unbequemes und keine Schmerzen. Der Behandler nützt diese Tendenz zum Angenehmen aus und unterstützt damit die Fähigkeit des Körpers, sich neu zu strukturieren. Über die spürbare Berührung wird es dem Klienten ermöglicht, seine eigene Lebensgeschichte auf einer ganz grundlegenden physischen Ebene weiterzuschreiben: Während rein äußerlich betrachtet starre Gewebeeinheiten wieder in eine bessere Situation gebracht werden, während es so aussieht, als würden verspannte Schichten lediglich auseinander gezogen, vollzieht sich innerlich eine Entdeckungsreise in alte und neue Bewegungsmuster und damit eine Erweiterung unseres Wahrnehmungs- und Ausdrucksvermögens.

Nach einer Behandlung können wir es einfach dabei belassen. Der Körper verfügt über ein erstaunliches Maß an Lernvermögen und wird bis zu einem gewissen Grad das neue Potential verwenden.

Aber wir können unsere Behandlungsergebnisse auch aktiv fördern und verbessern. Wir leben ja nicht nur auf dem wohl behüteten Behandlungstisch unserer Therapeuten, sondern im Alltag, in einem ständigen Fluss von Bewegung, Wahrnehmung und Ausdruck.

Sobald die Grundserie von zehn Rolfing-Behandlungen abgeschlossen ist, fragen die Klienten immer wieder danach, was sie selbst tun können.

Im letzten Teil dieses Buches findet sich deshalb ein Selbsthilfekurs, der von meinem französischen Kollegen Hubert Godard verfasst ist. Der Kurs bietet die Möglichkeit, die Ergebnisse der Rolfing-Sitzungen zu verbessern und in das tägliche Leben einzubringen.

Wenn Sie den Text zu diesem Kurs lesen und die zugehörigen Bilder betrachten, wird Ihnen vielleicht auffallen, dass hier keineswegs schematische Übungen vermittelt werden. Es geht dabei keineswegs so sehr darum, *was* Sie als Übung durchführen, sondern *wie* Sie dies tun. Und deshalb können Sie sich mit diesem Selbsthilfekurs auch beschäftigen, wenn Sie keine Rolfing-Behandlung absolviert haben. Oder Sie können die zugrunde liegende Philosophie zum Ausgangspunkt einer neuen Beschäftigung mit Übungssystemen wählen, die Sie ohnehin praktizieren, sei es nun Yoga, Tai Chi, Tanz, Musik oder einfach nur Sport.

Anwendung der Strukturellen Integration im medizinischen Bereich

Faszien- und Membrantechnik

Die klassische Rolfing-Methode, die Folge von zehn Sitzungen, kann zahlreiche Spannungsphänomene lindern, sie hat sich vor allem in Bereichen der strukturell bedingten Rückenprobleme bewährt. Der Schwerpunkt liegt dabei aber nicht auf der Behandlung von Symptomen, sondern darauf, dem Körper eine bessere Aufrichtung zu ermöglichen, die Gewebe in Richtung einer ausgeglichenen Wohlspannung zu formen und geschmeidige Bewegungsmuster zu fördern. Klassisches Rolfing eignet sich deshalb gleichermaßen für Gesunde und auch für kranke Menschen, sofern keine Gegenanzeige vorliegt. Es ist kein Heilverfahren, sondern eine Gesundheitsvorsorge.

Seit der Pionierzeit von Ida Rolf haben sich einzelne Kolleginnen und Kollegen, die Ärzte, Heilpraktiker oder Chiropraktiker sind, immer wieder mit der Anwendung der Methode im medizinischen Bereich beschäftigt.

Im Folgenden möchte ich dem Leser eine Liste von Behandlungsmöglichkeiten zusammenstellen, die ich selbst während der vergangenen zwanzig Jahre unter dem Stichwort *Faszien- und Membrantechnik* erprobt habe.

Behandlungskatalog

Akute Lumbalgien und Ischialgien

Viele von uns kennen die damit verbundenen Schmerzzustände: Wir meinen nicht mehr aus dem Bett zu kommen; sobald wir uns hinsetzen, kommen wir nicht mehr vom Stuhl hoch. Glücklicherweise beruhigen sich manche derartiger Schmerzzustände langsam von selbst, allerdings erst nach Tagen oder sogar mehreren Wochen. Lumbalgien und Ischialgien sind relativ harmlose Rückenprobleme, die aber leider mit dramatischen Schmerzen verbunden sind.

Durch Einwirkung auf die oberhalb und unterhalb der kritischen Zone gelegenen Gewebeschichten kann man die Druckverhältnisse zwischen den betroffenen Wirbelsegmenten verringern und damit die Situation zumindest teilweise entschärfen. Die strukturelle Ursache muss nicht immer an der Wirbelsäule zu suchen sein. So kann beispielsweise eine Bewegungseinschränkung der rechten Niere zu dramatischen Schmerzuständen im Rücken auf derselben Seite führen. In einem so gelagerten Fall empfiehlt sich eine kombinierte Behandlung mit Faszien-Membrantechnik und viszeraler Manipulation nach Jean Pierre Barral.

Bandscheibenprobleme

Bandscheibenprobleme sind vor allem in den verschiedenen Formen des Bandscheibenvorfalls weit verbreitet. Es lässt sich allerdings nicht ganz klar nachweisen, ob diese Problematik heutzutage tatsächlich häufiger vorkommt als vor Jahrzehnten. Möglicherweise führen die neuen Diagnoseverfahren, vor allem die Computertomografie und die Kernspinntomografie, dazu, dass das Leiden häufiger diagnostiziert wird. Auf den gängigen Röntgenaufnahmen lässt sich ein Bandscheibenvorfall nämlich häufig nicht erkennen, sondern allenfalls wegen einer deutlich abweichenden Stellung der angrenzenden Wirbelkörper diagnostizieren.

Für eine manuelle Behandlung ist es wichtig zu unterscheiden, um welche Form des Bandscheibenvorfalls es sich handelt. Die am wenigsten gefährliche Ausprägung ist die so genannte *Protrusion,* eine Vorwölbung der Bandscheibe. Um den Vorgang zu verstehen, müssen wir einen kurzen Blick auf den Bau der Bandscheibe werfen. Die Bandscheiben bestehen aus einer gallertartigen Flüssigkeit, in der der so genannte Kern, ein Blättchen aus etwas festerem Material schwimmt, sowie aus einem faserigen Ring, der die Bandscheibe nach oben und unten mit den angrenzenden Wirbeln verbindet.

Sobald zu starke Kräfte auf die Bandscheibe einwirken, führt der gesteigerte Innendruck zu einer Vorwölbung. Diese Vorwölbung ist auf der Kernspinnaufnahme deutlich sichtbar. Es ist aber wichtig zu verstehen, dass die sichtbare Vorwölbung nicht immer für den Schmerz verantwortlich sein muss. Es kann genauso sein, dass eine gestaute Vene im so genannten *Foramen Intervertebrale* oder eine andere anatomische Einheit den Nerv unter Druck bringt. Die Aufnahmen sind deshalb mit großer Vorsicht zu deuten.*

Bandscheibenvorwölbungen ereignen sich häufig im Bereich der unteren Lendenwirbelsäule, vor allem zwischen dem vierten und fünften und dem fünften Len-

* Für einen jahrelangen Gedankenaustausch und Hinweise aus der Praxis danke ich Dr. med. Johannes Heilmann, Facharzt für Orthopädie.

denwirbel und dem Kreuzbein. Im Bereich der Brustwirbelsäule kommt es selten zu derartigen Vorwölbungen. An der Halswirbelsäule sind die Vorwölbungen allerdings sehr verbreitet.

Vorwölbungen lassen sich mit Faszien- und Membrantechnik gut behandeln, weil es sich meist um ein Druckphänomen handelt. Der Behandler muss durch Einwirkung auf zähe Gewebeschichten, die oberhalb und unterhalb der kritischen Zone liegen, genügend Platz für die Bandscheibe schaffen.

Etwas ernster ist die Situation, sobald der umhüllende Faserring der Bandscheibe undicht geworden ist und Material aus dem Inneren der Bandscheibe nach draußen dringt. Im Fall dieser so genannten Sequesterbildung müssen wir in Zusammenarbeit mit einem Orthopäden und einem Neurologen klären, wieweit sich die Situation durch eine manuelle Behandlung überhaupt bessern lässt. Die Frage der Notwendigkeit einer Operation lässt sich nur mit großer Gewissenhaftigkeit von einem Neurochirurgen beantworten. Das gilt auch für die Voraussage über den Operationserfolg. Es gibt Sequesterbildungen, die sich völlig problemlos entfernen lassen. Zuweilen hat sich über einem lange Zeit bestehenden Sequester ein Knochendach des angrenzenden Rückenwirbels oder Nackenwirbels ausgebildet. In einer derartigen Situation sind die Operationsaussichten weniger günstig, und es lohnt sich dann, nach weiteren manuellen Behandlungsmöglichkeiten zu suchen. Wird ein Bandscheibenvorfall behandelt, ist eine rasche Intervention geboten, da es sonst zu Schäden an beteiligten Nerven kommen kann, die nicht mehr rückgängig zu machen sind.

Dies gilt besonders für die sehr ernste Situation, wenn erhebliche Masse aus dem Inneren der Bandscheibe austritt und auf einen Nerv trifft, der für die Funktion innerer Organe zuständig ist. Der Patient verliert dann die Kontrolle über seinen Blasenschließmuskel oder über die Darmfunktion. In einer derartigen Situation ist eine sofortige Notoperation unabwendbar.

Blockierungen einzelner Wirbelgelenke und Rippenwirbelgelenke

Wir alle haben das vielleicht schon einmal erlebt: Es fühlt sich an, als hätten wir ein Messer zwischen den Schulterblättern, und wir meinen einen Herzinfarkt erlitten zu haben. Glücklicherweise ist es oft kein Herzinfarkt, sondern nur eine Rippe, die sich an der doppelten Gelenkverbindung mit einem Brustwirbel verklemmt hat. Ein gut ausgebildeter Chiropraktiker oder Osteopath kann uns schnell von diesem Leiden kurieren. Die Faszien- und Membrantechnik bietet ebenfalls eine Lösung, falls sie sehr präzise zur Anwendung kommt.

Ähnlich verhält es sich mit den unterschiedlichen Erscheinungen des so genannten Halswirbelsäulensyndroms und Bewegungseinschränkungen der Wirbelgelenke in anderen Abschnitten des Rückens. Eine Behandlung mit Faszien- und Membrantechnik ist vor allem dann angezeigt, wenn der schnelle Eingriff durch eine direkte Mobilisierungstechnik, durch das »Knacksen« des Gelenks nur vorübergehend Erleichterung verschafft. Das Knacksen wird oft etwas irreführend als »Einrenken« bezeichnet. In Wirklichkeit wird dabei nicht eingerenkt, sondern die Gelenkflächen werden beweglich gemacht.

Skoliose

Wenn wir bei der seitlichen Verkrümmung der Wirbelsäule, der Skoliose, ein Röntgenbild vom ganzen Rücken machen lassen, werden wir ein S-förmiges Bild der Wirbelsäule erhalten. Solange die Übergänge zwischen den einzelnen Krümmungen fließend sind, hat der Rücken damit wenig Probleme. Erst wenn sich einzelne Gelenke verklemmen, entsteht eine schmerzhafte Situation. Viele Skoliosen sind bis in das hohe Alter völlig problemlos.

Die Skoliose wird meist um das elfte Lebensjahr deutlich sichtbar. Dieser Eindruck ist jedoch irreführend. Nach meiner Beobachtung ist die Tendenz zur Skoliose schon beim Kleinkind, ja oft sogar schon beim Neugeborenen in den Spannungsmustern der tiefen Membranen tastbar.

Wir müssen uns zunächst darüber im Klaren sein, dass es ganz unterschiedliche Formen der Skoliose gibt, die äußerlich betrachtet kaum zu unterscheiden sind. Es kann sich um eine so genannte ideopathische, vermutlich genetisch bedingte Skoliose handeln, um eine Folge einer entzündlichen Erkrankung im Inneren des Brustkorbs während der Entwicklung oder auch um eine minimale Störung des Zentralnervensystem während der Entwicklungsphase des Kleinkinds.

Eine voll entwickelte Skoliose des Erwachsenen lässt sich gut mit einer leicht modifizierten Grundserie des klassischen Rolfings behandeln. Wir wollen dabei die Wirbelsäule keinesfalls geradebiegen, sondern nur die stärksten Bewegungseinschränkungen auflösen und besonders am unteren und oberen Ende der Wirbelsäule für Beweglichkeit sorgen: Die S-Form wird sich dann verlängern und damit eine weniger gravierende Seitkrümmung zeigen.

Die besten Behandlungserfolge zeigen sich, wenn wir spätestens während des zweiten Lebensjahres mit einer wachstumsbegleitenden Behandlung beginnen und diese bis zum Abschluss der Pubertät fortführen. Diese Art der Behandlung sollte sich auf minimale Korrekturen beschränken und jedes Mal zur Anwendung kommen, wenn das Kind ein Stück gewachsen ist. Im Säuglingsalter sind innerhalb eines Jahres etwa drei Behandlungen von nur wenigen Minuten erforderlich, später, während des Schulalters Behandlungen von etwa zwanzig Minuten Dauer. Beim Teenager ist es wichtig, das Wachstum alle sechs Monate zu kontrollieren und stärkere Krümmungen sofort mit minimaler und präziser Korrektur zu behandeln.

In Zusammenarbeit mit Orthopäden und Kinderärzten konnten wir in den vergangenen siebzehn Jahren eine Gruppe von Kindern über die gesamte Wachstumszeit beobachten. Unsere Erfahrungen legen den Schluss nahe, dass die Skoliose sich zwar am Rücken zeigt, aber weniger mit der Wirbelsäule und dem Rücken zu tun hat, als wir ursprünglich meinten. Die Spannungsmuster, die wir mit Erfolg behandeln, liegen im Inneren der Körperhöhlungen, im Brustraum, im Becken oder im kraniosakralen System. Am Rücken selbst mussten wir nur minimale Korrekturen durchführen. Anscheinend verhält es sich bei der Skoliose ähnlich wie bei anderen tiefen Strukturbildern: Die Form der Wirbelsäule und des Rückens entsteht aus tief liegenden Membranspannungen und der Einwirkung der Schwerkraft, während wir uns bewegen.

Funktionsprobleme des Kiefergelenks

Wir haben bereits im Abschnitt über die klassische siebte Sitzung, das ist die Stunde, die sich vor allem mit dem Nacken-, Kopf- und Kiefer beschäftigt, erwähnt, dass das Kiefergelenk anfällig ist für alle möglichen Spannungen, die aus anderen Körperabschnitten kommen. Das liegt daran, dass der Unterkiefer seitlich am Kopf aufgehängt ist. Sein Gewicht wird in der Ruhephase zu achtzig Prozent vom hinteren Teil des Temporalismuskels gehalten, der auf beiden Seiten des Kopfes seinen Ursprung hat und von dort schräg nach unten zum Unterkiefer verläuft. Dieser Muskel, der ständig dafür sorgen muss, dass uns der Unterkiefer nicht durch sein Eigengewicht nach unten fällt, hat einen doppelten Ursprung. Einerseits entspringt er von der Knochenhaut der seitlichen Begrenzung unseres Kopfes, des Temporalisknochens, andererseits kommt ein Teil seiner Fasern von einer weiter außen liegenden Faszienschicht.

Man muss sich nun vorstellen, dass das Gewicht des Unterkiefers vor allem an dieser Doppelbefestigung, an Knochenhaut und Faszie, hängt. Sobald die Kontaktpunkte der Aufhängung links und rechts in einer räumlich verschiedenen Position sind, ist die Kieferbewegung bei der Mundöffnung und der rückführenden Schließung automatisch gestört: Wir können den Mund dann nicht mehr entlang einer geraden Mittellinie öffnen, er wird zur Seite abweichen, vielleicht sogar in einer Zickzacklinie und sich eventuell mit einem knackenden Geräusch bemerkbar machen.

Nun gibt es an der Seite des Nackens und des Kopfes zahlreiche Endpunkte von Faszien, die aus den unteren Körperabschnitten nach oben bis zu diesen Punkten verlaufen und dort natürlich ihre Spannung auf die seitlich gelegenen Knochen und Gewebeschichten übertragen. Besonders eklatant ist diese Konstellation unter der Zungenwurzel, wo über ein Dutzend Faszienenden zu finden sind. Jede Links-Rechts-Unterschiedlichkeit des gesamten Fasziennetzes und des gesamten Muskelsystems wird sich also dort, an den Seiten des Kopfes manifestieren, wo unser Unterkiefer aufgehängt ist. Da diese Aufhängung ziemlich beweglich ist, hat der Unterkiefer wenig Möglichkeit, sich gegen die wirkenden Spannungen zu behaupten: Das Kiefergelenk wird auf der Seite, auf der ein stärkeres Spannungsmuster vorhanden ist, ständig zusammengezogen. Da die Spannungsmuster um dieses Gelenk also im Kontext des ganzen Körpers zu sehen sind, ist eine völlig isolierte Behandlung nicht möglich, die gesamte Körperstruktur muss in die Diagnose und die Behandlung mit einbezogen werden.

Nun gibt es neben diesen biomechanischen Zusammenhängen allerdings noch andere Quellen für die Funktionsstörung des Kiefergelenks. An erster Stelle ist die Auswirkung von psychischen Spannungen, die mangelnde Passform zwischen den Zähnen des Oberkiefers und des Unterkiefers zu nennen: Es reicht die Unebenheit eines Bruchteils eines Millimeters, und wir werden während bestimmter Schlafphasen auf unseren Zähnen herumbeißen. Deshalb ist es unumgänglich, bei der geringsten Störung des Bissempfindens den Zahnarzt zur Kontrolle aufzusuchen und gegebenenfalls den Biss vorsichtig einschleifen zu lassen.

Nach unserer Erfahrung lohnt es sich, wenn eine Behandlung mit Faszien- und Membrantechnik in Zusammenarbeit mit den zahnärztlichen Maßnahmen geschieht. Stimmt die so genannte Okklusion, die Art, wie sich die Zähne im Biss aufeinander fügen wegen ungenau eingepasster Zahnfüllungen oder Kronen überhaupt nicht, kann eine manuelle Behandlung allein nicht helfen; auf der anderen Seite weiß jeder erfahrene Zahnarzt, dass sich der Biss häufig nicht hinreichend genau anpassen lässt, wenn asymetrische Spannungen den ganzen Kauapparat verziehen. Es lohnt sich also, wenn Bisskorrektur und die manuelle Methode Hand in Hand gehen, was nach meiner Erfahrung die Besserungsaussichten günstig beeinflusst.

Spannungskopfschmerzen

Es gibt eine Vielfalt von Kopfschmerzen, die sehr unterschiedliche Ursachen haben können.

Damit wir uns im Kopf wohl fühlen, muss ein Fließgleichgewicht der Flüssigkeitssysteme bestehen: Durch eine enge Passage bringen die Arterien sauerstoffhaltiges Blut durch den Nacken nach oben in das Innere des Kopfes. Ist der Sauerstoff dieses arteriellen Bluts verbraucht, sammelt sich das venöse Blut in Hohlräumen, um dann nach unten durch den Nacken abzufließen.

Der Blutkreislauf ist nicht das einzige Flüssigkeitsleitungssystem, das wir dort finden. Daneben besteht noch das Lymphsystem und das System der Hirnflüssigkeit. Es ist einleuchtend, dass die Schleusen der drei Flüssigkeitssysteme korrekt funktionieren müssen, um unangenehme Druckerscheinungen im Kopf zu vermeiden.

Häufig ist eine Membranspannung zwischen den beiden oberen Halswirbeln und der Schädelbasis der Auslöser starker Kopfschmerzen.

Bevor wir den Nacken und den Kopf behandeln, müssen wir überprüfen, ob der Auslöser des Problems irgendwo anders im Körper zu finden ist. Es gibt Kopfschmerzen, die unmittelbar aus dem Kopf und Nacken kommen, und Kopfschmerzen, die ihre Ursachen ganz woanders haben. Relativ häufig ist das Steißbein beteiligt: Wenn wir bei einem Sturz auf dem Steißbein landen, kommt es zu einer Verschiebung dieses kleinen Knochens nach vorne, die sich nur in den seltensten Fällen von selbst wieder auflöst. Das Gelenk zwischen Steißbein und Kreuzbein, das normalerweise beweglich ist, wird dann völlig starr, und die Hüllschicht des Rückenmarks, die Dura Mater, gerät unter ständigen Zug. Dieser Zug überträgt sich bis nach oben in den Nacken, dorthin, wo die Dura Mater mit dem zweiten und dritten Halswirbel verwachsen ist, und an die Stellen des Kopfes, wo die Dura endet. Auf diese Weise kann es geschehen, dass uns das verschobene Steißbein ständig Kopfschmerzen bereitet. Derartige Kopfschmerzen lassen sich gut mit unserer Methode behandeln.

Eine Sonderstellung nimmt der Problemkreis Migräne ein. In der Praxis sehen wir immer wieder Behandlungserfolge, die aber bei weitem nicht so häufig wie beim Spannungskopfschmerz sind. Vermutlich lassen sich manche Formen der Migräne deshalb so schwer manuell behandeln, weil sie im Kontext eines komplizierten endokrinen Geschehens entstehen: Dem Niveau einzelner Hormone und anderer Boten- und Steuersubstanzen im Blut scheint dabei eine Schlüsselrolle zuzukommen.

Schleudertrauma

Die zähen Faszienschichten der Muskulatur, die Hüllschichten der Organe, die Membranen im Inneren unseres Kopfs und der Wirbelsäule sind durch mechanische Kräfte formbar. Diese Gegebenheit, die wir in der Behandlung positiv ausnützen, kommt in negativer Weise bei Unfällen zur Auswirkung. Manchmal genügt schon ein kleiner Ruck, der durch den ganzen Körper geht:

Ein Autofahrer steht vor einer roten Ampel, während ein anderer von hinten auf sein Fahrzeug stößt. Schon dieser kleine Ruck verursacht häufig ein großes Durcheinander in den Gliederungsschichten des Körpers. Oft ist unmittelbar nach dem Unfall wenig zu spüren. Die Probleme kommen erst Wochen und Monate später, und leider verstärken sie sich im Lauf der Zeit, falls das Schleudertrauma nicht sachgemäß behandelt wird: Schwindel, Übelkeit, Kopfschmerz, Müdigkeit und seelische Niedergeschlagenheit sind die am meisten berichteten Symptome.

Für die Betroffenen ist die Situation tragisch: Auf den Röntgenbildern ist nämlich meist nichts zu sehen. Allenfalls ist eine überstreckte Halswirbelsäule zu erkennen. Selbst die Kernspinnaufnahme hilft in einem solchen Fall nicht weiter, und nur allzu oft wird den Unfallopfern unterstellt, sie würden sich die Symptome nur einbilden.

Die Behandlung des Schleudertraumas stellt hohe Anforderungen an die diagnostischen Fähigkeiten des Behandlers. Es lässt sich nämlich kein Schema aufstellen, mit dem diese Problematik zu lösen wäre. Die Möglichkeiten, wie der Körper bei einem Hochgeschwindigkeitstrauma verformt wird, sind schlichtweg unzählbar. In den meisten gravierenden Fällen sind die Zugkräfte der Dura Mater verändert, der Flüssigkeitsaustausch zwischen Kopf und Nacken ist gestört. In der Behandlungspraxis ist deshalb eine genaue Kenntnis des kraniosakralen Systems unerlässlich.

Ein großer Durchbruch gelang in der Diagnostik und Behandlungsmethode durch die Forschungen des französischen Osteopathen Jean Pierre Barral. Dieser entwickelte in jahrzehntelanger Arbeit ein genaues Diagnosesystem, das nicht nur die Gelenke, sondern auch die verzweigten Gewebeschichten genau untersuchen kann. Sein Wissen über die Organe und ihre Beweglichkeit kam ihm dabei zugute. Es kommt nämlich häufig vor, dass bei einem Aufprall die Bandbefestigungen von Organen überzerrt werden, oder dass Organe, wie beispielsweise die Niere, ihre Position im Körperinneren verändern. Die zerstörerischen Kräfte eines Unfalls können sich schlichtweg überall auswirken, an den Gliedmaßen, im Rücken, an den Organen, am Kiefergelenk oder im kraniosakralen System.

Glücklicherweise war Jean Pierre Barral bereit, sein Wissen mit unterschiedlichen Berufsgruppen zu teilen: Er hat weltweit nicht nur seine Kollegen aus der Osteopathie, sondern auch zahlreiche Rolfer, Physiotherapeuten und Ärzte in seiner Diagnose- und Behandlungsmethode unterrichtet. Ich bin selbst, nachdem ich über zwölf Jahre immer wieder bei ihm in die Lehre gegangen bin, einigermaßen mit der Leistungsfähigkeit seines Ansatzes vertraut, und ich denke man kann sagen, dass durch seinen Beitrag das Schleudertrauma viel von seinem Schrecken verloren hat.*

Gelenkprobleme im Bereich der Schultern, der Arme und der Hände

In diesem Bereich ist es unbedingt erforderlich, nachprüfen zu lassen, ob hinter der Problematik ein entzündlicher Prozess – beispielsweise eine rheumatische Erkrankung – steht, bei der eine manuelle Behandlung unnötig reizen würde. Eine Reihe von so genannten Systemerkrankungen, Bindegewebeerkrankungen wie Fasziitis oder ernste Krankheitsbilder wie multiple Sklerose sind hier ebenfalls zu nennen.

Daneben finden wir aber eine Vielzahl von Problemen, die durch Spannungsmuster erzeugt werden. Typische Beispiele sind das Schulter-Arm-Syndrom, der Tennisellbogen und das Karpaltunnelsyndrom.**

Bei der Behandlung des Schulter-Arm-Syndroms müssen wir sorgfältig prüfen, ob es eine Vorgeschichte mit einem Sturz gibt. Sehr häufig fallen wir beim Schifahren kopfüber nach vorne und landen auf einer Schulter. Es kann dabei zu einer Überstreckung des komplizierten Faserapparats zwischen Schlüsselbein und Brustbein oder zwischen Schulterblatt und Schlüsselbein kommen. Es kommt aber auch vor, dass die Problematik im Bereich des Schultergelenks lediglich die Projektion einer weiter unten gelegenen Bewegungseinschränkung ist oder einen physiologischen Hintergrund hat. So kann, wie wir in einem der vorangegangenen Kapitel bereits erwähnt haben, eine schwere Gelbsucht die Leber mit einer Bewegungseinschränkung zurücklassen, die sich dann als Spannung an der rechten Schulter bemerkbar macht. In diesem Fall ist es ratsam, nicht die Schulter zu behandeln, sondern der Leber mittels viszeraler Manipulation ihre Bewegungsfähigkeit wieder zurückzugeben.

* Barral hat zusammen mit seinem Kollegen Croibier ein eindrucksvolles Buch geschrieben. Jean Pierre Barral, Alain Croibier: *Trauma. An Osteopathic Approach*, Seattle 1999.

** Die Entsprechung des Karpaltunnelsyndroms im Fuß, das Tarsaltunnelsyndrom, ist selten zu finden.

Es gibt eine Vielzahl von Techniken, um die Faszien des Schultergelenks zu behandeln. Die Erfolgsrate ist allerdings nur dann hoch, wenn der Behandler über ein sehr genaues manuelles Diagnoseverfahren verfügt.

Auch beim Tennisellbogen, ein Leiden, das so viele plagt, obwohl sie noch nie Tennis gespielt haben, verhält es sich ähnlich. Beim Behandeln ist oft viel Geduld erforderlich, weil die Symptomatik nach einiger Zeit mit einer starken Entzündung einhergeht. Nach meiner Erfahrung ist es ratsam, die kritische Zone um das Ellbogengelenk in Ruhe zu lassen, um die Entzündung nicht zu verstärken. Besserungsaussichten gibt es, wenn die Schichten oberhalb und unterhalb des Ellbogens bis in die Tiefen der intermuskulären Zwischenwände, der Septen und der Zwischenknochenmembranen des Vorderarms in die Behandlung einbezogen werden.

Ähnlich verhält es sich mit den Behandlungschancen des Karpaltunnelsyndroms. Um dem betroffenen Nerv im engen Karpaltunnel wieder mehr Platz und Gleitfähigkeit zu geben, ist es zunächst wichtig, den Nervenaustritt an der Halswirbelsäule zu behandeln und dann im Bereich des Vorderarms alle Bindegewebs- und Membranschichten in die Behandlung mit einzubeziehen. Die Behandlungstechnik des Vorderarms fordert sehr intensiven Kontakt und ein erhebliches Ausmaß an Kraft vom Behandler. Die Behandlungsaussichten sind gut, sofern der betroffene Nerv noch nicht erheblich beschädigt wurde.

Gelenkprobleme im Bereich der Füße, der Knie und der Hüfte

Wer jemals einen Knöchelbruch erlitten hat und – wie es früher üblich war – wochenlang einen Gips tragen musste, weiß, wie lange es dauert, bis nach Abnahme des Gipses wieder die volle Beweglichkeit des Gelenks da ist. Erfreulicherweise hat sich die Schienungstechnik in den letzten Jahren so weit entwickelt, dass die Totalruhigstellung mit Gips nur noch selten angewendet werden muss.

Manchmal hinterlässt die Ruhigstellung mit Gips Spuren am Gelenk, die noch viele Jahre später spürbar sind und eine völlige Wiederherstellung der Gelenkbeweglichkeit verhindern. Eine Behandlungsweise, wie sie für die zweite Rolfing-Sitzung beschrieben wurde, ist hier erfolgversprechend. Der Behandler fixiert mit seinen Händen die Gelenkachse und fordert den Patienten auf, kleine, in der Richtung genau kontrollierte Bewegungen zu machen. Die verkürzten Gewebeschichten, die tief innen verlaufen, werden dadurch passiv gedehnt, und die Bewegungsachse wird korrigiert, während sich gleichzeitig die Beweglichkeit verbessert.

Die Behandlung bei den weniger drastischen Folgen einer beweglichen Gelenkschiene verläuft ähnlich.

Vergleichbar gut sind die Aussichten bei Knieproblemen, sofern kein freier Gelenkkörper vorhanden ist und keine fortgeschrittene Arthrose vorliegt. Hat sich beispielsweise ein Teil vom Meniskus, dem Knorpelpolster des Gelenks, gelöst, ist es notwendig, chirurgisch einzugreifen. Die arthroskopische Chirurgie des Knies hat große Fortschritte gemacht, und zumeist ist es damit möglich, das Problem aus der Welt zu schaffen, ohne das ganze Knie zu öffnen.* Solange sich von den Bauelementen des Gelenks nichts gelöst hat und die Knorpel der Gelenkflächen einigermaßen intakt geblieben sind, ist eine Behandlung der beteiligten Faszien- und Bandstrukturen einen Versuch wert.

Für die Behandlungspraxis ist es wichtig zu beachten, dass die für Knieprobleme verantwortlichen Gewebeschichten meist nicht im und am Knie auffindbar sind. Der Behandler sollte sich in erster Linie auf die Spannungsmuster konzentrieren, die weiter unten oder oben im Bein oder im unteren Rücken oder sogar im Beckenraum vorhanden sind, und erst anschließend kleine Korrekturen am Knie selbst ausführen.

Ähnlich verhält es sich mit Problemen des Hüftgelenks. Ida Rolf bezeichnete dieses Gelenk zu Recht als das Gelenk, das über die Symmetrie der beiden Körperhälften entscheidet.**

Die am Hüftgelenk manifesten Schwierigkeiten lassen sich in der Regel nicht losgelöst von der Gesamtstruktur behandeln. Durch die Aufrichtung auf zwei Beine kommt dem Gelenk eine wichtige Vermittlerfunktion zwischen dem Rumpf und den Beinen zu. Und damit wird es zum Ort einer großen Kräftedynamik: Es kann sein, dass die strukturelle Problematik einer Hüfte im Kontext der Darmbein-Kreuzbein-Gelenke zu sehen ist. Es kann aber auch sein, dass einseitige Bewegungseinschränkungen im Bereich der Beckenorgane, beispielsweise die Spätfolgen einer Nierenentzündung, dabei eine Rolle spielen. Im Fall einer Arthrose des Hüftgelenks, das heißt, wenn sich an der Knorpelschicht schwere Schäden zeigen, ist eine Rücksprache mit einem orthopädischen Chirurgen sinnvoll, um festzustellen, ob sich das Datum einer so genannten Hüfttransplantation, also das

* Für ausführliche Berichte seiner Erfahrungen mit der Arthroskopie des Kniegelenks danke ich Dr. med. Werner Klingelhöffer, Facharzt für Orthopädie.

** Vergleiche hierzu das Kapitel »Das Hüftgelenk bestimmt die Körpersymmetrie« in Ida Rolfs Standardwerk. Ida P. Rolf: *Rolfing – Strukturelle Integration. Wandel und Gleichgewicht der Körperstruktur,* München, 2. Auflage 1997.

Einsetzen eines künstlichen Hüftgelenks, durch ein manuelles Verfahren zeitlich hinausschieben lässt.

Nach dem chirurgischen Eingriff und nach einer gründlichen Heilungsperiode ist es auf jeden Fall sinnvoll, die Gesamtstruktur mit Faszien- und Membrantechnik zu behandeln, um Verschiebungen in der dynamischen Statik dieses Gelenks und der Gesamtstruktur des Körpers nachzukorrigieren.

Nach der Schwangerschaft
Den Körper wieder in Form bringen

Eine Schwangerschaft ist ein gewaltiger Umformungsprozess des weiblichen Körpers. Dieser Prozess hat eine gute, aber zuweilen auch eine problematische Seite.

Der Organismus wird unter dem Einfluss eines veränderten Hormonspiegels vor allem in der Dichte der Band- und Membranstrukturen verändert. So kann es gut sein, dass sich manche tief sitzende Spannung endgültig löst. Allerdings kann die Schwangerschaft die Integrität der inneren Körperform auch nachhaltig durcheinander bringen. Das gilt vor allem für die Bewegungsachsen und die Position der Organe. Häufig werden die Nieren, vor allem die rechte Niere, durch die Position des Kindes in Mitleidenschaft gezogen. Das Gleiche gilt für den Verdauungstrakt.

Nach meiner Erfahrung sollte die Mutter mit grober Rückbildungsgymnastik eher vorsichtig sein, weil es dabei passieren kann, dass die noch weichen Bänder im Inneren des Körpers noch mehr als während der Schwangerschaft selbst überdehnt werden.

Mit einer vorsichtigen Behandlung der Faszien- und Membranstrukturen beginnen wir am besten drei Monate nach der Geburt des Kindes. Die besten Resultate habe ich dabei mit viszeraler Technik, also der Korrektur der Bewegungsachsen der Organe beobachtet.

Es ist auffallend, dass das Behandlungsergebnis von den Müttern vor allem auch im psychischen Bereich erlebt wird. Ich höre es immer wieder, dass junge Mütter sagen, dass sie nach den Strapazen der Geburt erst durch die manuelle Behandlung wieder ihre eigene Körperform gefunden haben.

Nach einem längeren Zeitraum, sobald sich die hormonelle Situation wieder völlig normalisiert hat, ist eine Behandlung mit der klassischen Rolfing-Serie von zehn Sitzungen anzuraten.

Behandlung von Kindern

Seit den Pioniertagen der Rolfing-Methode hat Ida Rolf immer wieder Kinder, auch Kleinkinder behandelt. Diese Art Arbeit hat nichts mit den zehn Sitzungen für Erwachsene zu tun. Bei Kindern müssen wir darauf achten, dass wir nur ganz präzise und minimale Impulse geben, da sich der Organismus ohnehin in ständigem Wachstum befindet. Der Behandler muss zunächst das Vertrauen des Kindes finden. Seine persönliche Ausstrahlung und Vorsicht sind entscheidend. Die Behandlung darf unter keinen Umständen schmerzhaft sein. Sobald wir das Kind anfassen, wird uns seine Reaktion eine klare Bewertung unserer Berührung geben. Diese Reaktion sollten wir respektieren. Sie ist in der Regel zuverlässiger und objektiver, als das, was uns Erwachsene erzählen.

Es gibt eine ganze Reihe von Indikationen für die Behandlung von Kindern mit Faszien- und Membrantechnik. Die Liste reicht von Erscheinungen wie angeborenem Schiefhals, Gelenkblockaden und Fehlstellungen wie dem falschen Sichelfuß bis zu Strukturproblemen wie Flachrücken und Skoliose. Zur Praxis der Kinderbehandlung ist zu sagen, dass sie meines Erachtens nicht so sehr die Form verändern, sondern das Wachstum begleiten sollte. Bei Kleinkindern ist die Behandlung mit der viszeralen und der kraniosakralen Methode erfolgversprechend.

Hubert Godard
Verbesserung der sensorischen Dynamik

Ein Selbsthilfekurs über Bewegung und Schwerkraft

Wenn wir einem Menschen zusehen, wie er mit einer Bewegung beginnt, so sieht das von außen betrachtet so aus, als würde er aus einem völligem Ruhezustand in die Bewegungsaktivität übergehen: Der Fußballmittelstürmer scheint vor dem Anstoß stillzustehen, der Sprinter bewegungslos in den Startblöcken zu verharren und auf den Startschuss zu warten. Der äußere Eindruck täuscht aber darüber, dass vor der sichtbaren Bewegung bereits eine intensive Aktivität abläuft:

Die meisten Elemente, die die Qualität der Bewegung beeinflussen, sind nämlich schon da, bevor die Bewegung sichtbar wird; es gibt bereits eine Aktivität, bevor die Bewegung beginnt. Wir können das die *antizipatorische Bewegungsaktivität* nennen.

Wir sind uns allerdings dieser antizipatorischen Aktivität nicht bewusst. Und deshalb bleiben wir unwissentlich in unseren Angewohnheiten gefangen, weil diese antizipatorischen Aktivitäten in unserer Bewegung gegenwärtig sind, ohne dass uns das auch nur im Geringsten klar ist.

Um ein Beispiel zu geben: Sobald wir aufstehen und den Arm nach vorne anheben, ist es die Muskulatur des Unterbeins im Bereich der Wade, die zuerst aktiv wird. Natürlich sind wir uns der Muskelaktivität in der Wade nicht bewusst, wir bemerken es gar nicht, wie sich dort die Muskeln anspannen, trotzdem aber wird dadurch die Qualität unserer Armbewegung beeinflusst.

Die Präzision der Armbewegung ist abhängig von Aktivitäten, die vorab in anderen Körperteilen ablaufen, um den Körper in der Orientierung der Schwerkraft zu halten: Würde nur der Arm ohne die Muskelaktivität im Unterbein aktiv sein, würden wir schon zu Beginn der Armbewegung vornüberstürzen.

Und es gibt neben diesem Vorgang noch zwei andere Faktoren, die die Bewegung präzisieren – die feinmotorische Abstimmung der Bewegung, die von unseren »Haltungsmustern« bestimmt ist, und ein Einflussfaktor auf psychischer Ebene. Wenn mir eine bestimmte Handlung aus welchem Grund auch immer verboten ist, wird es dann auch die antizipatorische Aktivität oder die Aktivität der Haltungsmuskeln sein, die meine Bewegung einschränkt.

All dies läuft weitgehend ab, ohne dass uns davon etwas bewusst wird: Wenn ich beschließe, mich zu bewegen, geschieht bereits etwas in mir. Es ist also bereits eine Aktivität vorhanden, die mir nicht bewusst ist, bevor ich mich tatsächlich bewege.

Es ist deshalb unschwer einzusehen, dass gymnastische Übungen, bei denen wir einfach immer dieselben Bewegungen wiederholen, nur begrenzt sinnvoll sind: Wir trainieren ein Muster in den Körper hinein, das dort bereits vorhanden ist, ohne dass wir es spüren könnten.

Und selbst innerhalb des aktiven Bewegungsgeschehens, also der Bewegung, die ein Betrachter von außen beobachten kann, gibt es noch eine weitere relevante Ebene, die des Ausdruckscharakters der Bewegung. Will ich beispielsweise jemanden mit einer Handbewegung, die Stopp bedeuten soll, zum Stehen bringen, so gebrauche ich dieselbe Handbewegung, wie wenn ich jemanden abwehren möchte, vor dem ich Angst habe. Die Person, an die ich meine Handbewegung richte, wird die Bedeutung nicht aus der Handbewegung ablesen, sondern aus der Haltungsaktivität der tonischen Muskeln. Wenn ich Angst habe, werde ich mich irgendwie zusammenziehen, und wenn ich eine Person aufhalten will, werden sich meine Haltungsmuskeln ausdehnen. Wir wissen heute, dass beispielsweise ein Neugeborenes seine Mutter nicht an ihrer Körperform erkennt, sondern durch die Haltungsaktivität der Mutter.

An diesen Beispielen wird ersichtlich, welche zentrale Rolle die Schwerkraft für die Bewegung spielt, denn sie liefert sozusagen den physischen Rahmen für unsere Orientierung.

Wenn die antizipatorische Bewegung nun tatsächlich eine so große Rolle spielt, fragt es sich natürlich, wie man in dieses Geschehen eingreifen kann.

Diese Frage führt zu dem Kernbegriff »Wahrnehmung« und speziell zu der Wahrnehmung, die der Orientierung dient. Wir müssen uns in die antizipatorischen Muster des Klienten einschalten. Um in die relevante Aktivität bereits vor der sichtbaren Bewegung zu kommen, sollten wir diesem helfen, seinen Orientierungssinn bezüglich der Schwerkraft zu schärfen.

Die antizipatorischen Aktivitäten sind von unseren sinnlichen Angewohnheiten abhängig, von der Art, wie wir Informationen auswählen, die von der Umgebung und von unserem Körper in dieser Umgebung kommen. In diesem Sinn ist die Wahrnehmung ein aktiver Akt. Der dauerhafte Charakter unserer psychischen Einzigartigkeit wird unterstützt vom dauerhaften Charakter unserer Angewohnheiten, die wir mit der Aktivität unserer Sinne entwickeln. Diese Angewohnheiten werden im Lauf der Zeit durch unsere Geschichte und unseren kulturellen und sprachlichen Kontext geformt. Unsere Fähigkeit des gestischen Ausdrucks steigert sich auf der Basis der verbesserten sensorischen Dynamik und Wahrnehmungsweise, womit wir ein breiteres Handlungsspektrum haben.

Jeder Aktivität ist ein Orientierungsvorgang in Beziehung zur Schwerkraft vorgeschaltet. In diesem Augenblick gibt es zwei Parameter, einmal auf ein Substrat und zum anderen auf den Raum bezogen.

Auch Pflanzen orientieren sich an zwei Parametern: Die Wurzeln graben sich in die Erde und als zweite Orientierung, die man heliotrop nennt, strebt sie in Richtung Sonne oder Licht. Die Wissenschaft konnte nachweisen, dass ein Samenkorn außerhalb des Schwerkraftfelds seine keimenden Wurzeln in alle Richtungen richtet und nicht zur Erde hin. Sobald die Pflanze im Raumschiff zur Erde zurückkehrt, werden sich ihre Wurzeln wieder sofort zum Boden hin ausrichten.

Ebenso wird sich eine Pflanze in unserer Wohnung in ihrem Wachstum nicht nur gegen die Schwerkraft ausrichten, sondern auch an der Lichtquelle, beispielsweise des Fensters.

Betrachten wir, um das etwas genauer zu erläutern, den menschlichen Körper: Wenn ich mich mit geschlossenen Augen zur Seite beuge, kann ich in meine Ausgangshaltung zurückkommen, indem ich einen leichten Druck gegen den Boden gebe und mich an meinem inneren Ohr orientiere; dabei handelt es sich um eine Orientierung am Substrat. Daneben gibt es eine zweite Möglichkeit, um in die senkrechte Ausgangshaltung zurückzukommen: Ich helfe mir, indem ich einen senkrechten Gegenstand in meiner Umgebung wähle, der mir als Bezugspunkt dient. Hierbei handelt es sich um die räumliche Orientierung mit Hilfe des Blicks.

Wir wissen aus der Raumfahrtforschung, dass die Astronauten im völlig schwerelosen Raum eine Überaktivität ihrer Augen entwickeln. Diese visuelle Hyperaktivität ermöglicht ihnen, eine so genannte subjektive Vertikalität zu finden, die keinen Bezug zur Schwerkraft hat.

Wir wissen, dass die Menschen immer eine Tendenz haben, sich entweder an das eine oder an das andere Orientierungssystem zu halten, sie orientieren sich also am so genannten Substrat oder am Raum.

Diese Grundgegebenheit menschlicher Orientierung ließ sich bei einem Experiment mit Fluggästen während eines Sturzflugs bestätigen. Die Fluggäste befanden sich während des Sturzflugs im Inneren des Flugzeugs für drei Minuten im schwerelosen Raum und dann, durch die Richtungsänderung des Flugzeugs, für drei Minuten in der doppelt starken Erdanziehung: In dem Augenblick, in dem das Flugzeug im Sturzflug für die Passagiere die Schwerkraft ausschaltete, versuchten einige der Passagiere etwas, ein Substrat, mit Händen und Füßen zu fassen, und eine andere Gruppe orientierte sich nur über den Blick nach draußen, sie flogen mit weit ausgebreiteten Armen und offenen Augen durch das Flugzeug und zeigten keinerlei Unbehagen. Sie erlebten den schwerelosen Zustand offensichtlich mit größter Freude.

Das Experiment verdeutlicht, dass es diese beiden grundverschiedenen Orientierungsmuster gibt, die für unsere Wahrnehmung und für unsere Bewegungsfähigkeit von größter Wichtigkeit sind.

Um dies noch mehr zu veranschaulichen, sehen wir uns den berühmten Film »Ziegfeld Follies« von Vincente Minnelli über die beiden Tänzer Fred Astaire und Gene Kelly an. Die beiden tanzen nebeneinander genau im selben Takt und machen dieselben Tanzschritte. Betrachten wir den Film in Zeitlupe, so wird deutlich, dass jeder der beiden ein anderes Orientierungssystem bevorzugt: Fred Astaire bewegt sich mit Hilfe der räumlichen Orientierung: Er benutzt seine Augen, erst kommt ein Blick, dann der Schritt. Die Bewegung beginnt mit der Bewegung des Kopfes, der den Augen folgt. Dagegen folgt Gene Kelly dem anderen Orientierungsmuster: Er spürt den Boden mit seinen Füßen und bewegt sich von daher in den Raum.

Warum ist das so wichtig für uns? Weil jedes der beiden Orientierungssysteme ein anderes Handlungspotential ermöglicht. So fördert beispielsweise die Substratorientierung die Fähigkeit zum Tragen, Wegstoßen, Kämpfen. Das räumlich visuelle Orientierungssystem fördert dagegen vor allem die Befähigung etwas zu reichen, in eine Richtung zu zeigen und natürlich zu fliegen.

Wenn wir nun zu einem erweiterten Bewegungspotential finden wollen, wenn wir uns fließend, effektiv und ausdruckstark bewegen wollen, ist es ganz konsequent, die Fähigkeit zu fördern, von einem Orientierungssystem zum anderen zu wechseln, von der substratorientierten zur raumorientierten Seite und umgekehrt. Damit steigern wir die sensorische Dynamik, die Fähigkeit, sich vom Boden her zu orientieren und auch vom Raum her zu »fliegen« und somit unsere Wahrnehmungsfähigkeit ganz allgemein: Wir sehen besser, wir riechen besser, wir hören besser. Und damit können wir uns endlich auch besser bewegen – wir finden ein besseres Gleichgewicht.

Dieses bessere Gleichgewicht ermöglicht schließlich auch ein besseres Gleichgewicht für den Atmungsvorgang, weil die beiden Orientierungssysteme in diesem gegenwärtig sind.

Der Vorgang des Einatmens wird durch die räumliche Orientierung gefördert und unterstützt, und wir kommen besser zum Ausatmen durch die sinnliche Wahrnehmung von Gewicht und »Substrat«.

Wenn wir ausschließlich raumorientiert leben, haben wir Schwierigkeiten, wirklich tief auszuatmen; wenn wir nur substratorientiert leben, haben wir Schwierigkeiten, den Atem wirklich frei einströmen zu lassen.

Auch beim Atmen ist also das Konzept der sensorischen Dynamik sehr wichtig: Wir sollten die Fähigkeit entwickeln, zwischen den zwei Grundformen der Orientierung frei hin- und herzuwechseln.

Dadurch, dass wir 24 000-mal am Tag atmen, wird diese endlose Wiederholung bestimmter Bewegungsmuster unseren Körper formen. Damit können wir die direkte Relation zwischen unserer sensorischen Dynamik und der sichtbaren Körperform verstehen.

Der Prozess der zehn Rolfing-Sitzungen lässt sich auch in diesem Kontext sehen: Sitzung für Sitzung erwecken wir im Klienten die vollen Fähigkeiten der sensorischen Dynamik. In diesem Sinn beschäftigt sich die Rolfing-Methode nicht nur damit, den Körper zu formen, sondern verbessert zugleich den Informationsfluss im Organismus. Sie ermöglicht mit den beiden Orientierungssystemen in Kontakt zu kommen, indem sie nicht nur eine verbesserte Struktur gewährleistet, sondern auch ein besseres Handlungspotential.

Nun ist es allerdings so, dass wir uns zuweilen trotz guter Struktur und hervorragend entwickelter Wahrnehmungsfähigkeit in Situationen finden, in denen wir diese guten Kapazitäten zu verlieren scheinen, wir fühlen uns orientierungslos. Dies ist der Grund, weshalb wir im folgenden Selbsthilfekapitel einen Gegenstand in die Hände nehmen, sobald wir aktiv werden.

Unsere Struktur und unsere Haltungsgewohnheiten sind niemals neutral, wir existieren nicht außerhalb der Welt und ihrer Objekte und Subjekte. Es ist nicht möglich, unsere Haltungsgewohnheiten von der Art, wie wir mit anderen umgehen, zu trennen.

Der Gegenstand, den wir für die nun folgenden Übungen brauchen, ist ein einfacher runder Holzstab, der für die Übungen eine sehr große Bedeutung erhält.

Es handelt sich nicht wirklich um »Übungen«, sondern um eine Entdeckungsreise, eine Reise, die von uns nicht nur verlangt, dass wir in Bezug auf Schwerkraft und Orientierung aktiv werden, sondern dass wir gleichzeitig mit unserer Orientierung in Beziehung zu einem Objekt etwas tun.

Nach unserer Erfahrung sind reine Entspannungsübungen hilfreich. Häufig verführen uns derartige Übungen aber dazu, nur nach innen zu blicken und die Vielfalt unserer sensorischen Wahrnehmung auszuschalten. Sobald wir nach den Übungen aufstehen und mit objektiven Lebensgegebenheiten konfrontiert sind, bleibt allzu oft nur wenig von den Erfahrungen der entspannten Innenschau übrig.

Der unscheinbare Holzstab spielt also eine wichtige Rolle: Er soll die taktilen Fähigkeiten unserer Hände und Füße fördern, er soll unserer Innenbewegung

Kontakt nach draußen verschaffen, und er soll uns, während wir unsere Orientierungsfähigkeit erweitern, wie ein kleiner Lehrgegenstand in die Schule der Objektbeziehung führen.

Dieser praktische Kurs will uns hellwach machen. Es geht nicht nur darum, etwas zu spüren, sondern darum, etwas zu spüren, während wir in Aktion sind. Sie brauchen für diesen Kurs nur einen stabilen Hocker oder einen massiven Stuhl, auf dem Sie die Beine hoch legen können, so wie es auf der ersten Abbildung sichtbar ist. Außerdem benötigen Sie zwei Holzstäbe von etwa neunzig Zentimeter Länge. Der eine Stab sollte zirka dreieinhalb Zentimeter Durchmesser haben; wir benötigen ihn für unsere Hände. Sollten Sie sehr große und kräftige Hände haben, wählen Sie bitte einen Stab, der um einiges stärker ist. Es ist wichtig, dass der Stab so viel Umfang hat, dass Handfläche und Finger genügend Kontakt mit dem Rundholz spüren können.

Der zweite Stab, den wir für die Füße benötigen, sollte weniger Durchmesser haben, etwa zwei Zentimeter. Für Menschen mit sehr langen Zehen kann er ruhig auch etwas stärker sein.

Lesen Sie sich die Anweisungen in Ruhe durch, um sich mit dem zugrunde liegenden Konzept erst einmal vertraut zu machen. Vielleicht haben Sie eine Freundin oder einen Freund, mit der oder mit dem Sie diesen Selbsthilfekurs wechselseitig durchführen können. Betrachten Sie zunächst immer die Abbildungen.

Sehen Sie, dass die abgebildete junge Frau keine statischen Übungen macht? Sehen Sie, dass der Bewegungsablauf eine innere und äußere Dynamik hat und dass die Wahrnehmung dabei eine große Rolle spielt?

Mit einem Partner können Sie sich den Text langsam vorlesen lassen, während Sie aktiv werden. Oder Sie können den Text selbst auf Band sprechen und sich vorspielen.

Übungsteil

Hubert Godard

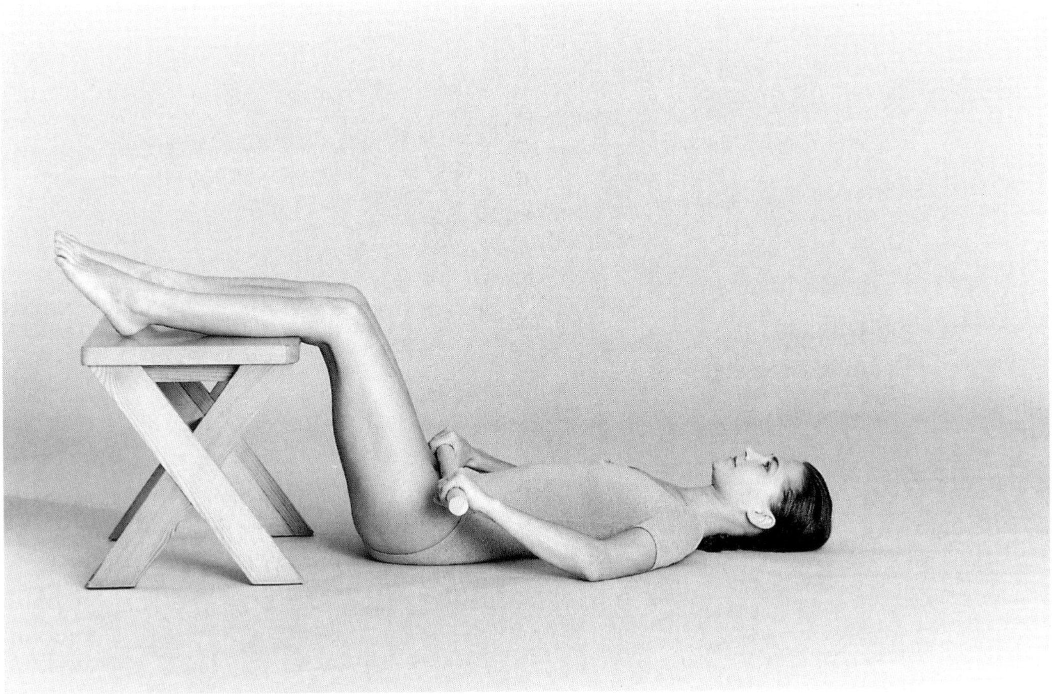

A. Zwischen Luft und Erde: Wirbelsäulenatmung und Dialog mit der Schwerkraft

A1: Dies ist eine optimale Stellung für die Entspannung der so genannten tonischen Muskulatur, der Muskelgruppen, die für unsere Haltung verantwortlich sind. Entwickeln Sie zunächst ein Gefühl für Ihr Gewicht. Der kräftige Hocker muss hoch genug sein, um das Kreuzbein leicht loszulassen, so als würde es mit seinem Gewicht zwischen beiden Beinen hängen. Eine ganz leichte Dehnung wird sich zwischen den Beinen und der Region der Lendenwirbelsäule bemerkbar machen. Und wie von selbst wird sich eine langsame Öffnung der Hüftgelenke, der Darmbein-Kreuzbein-Gelenke und des Kreuzbein-Lendenwirbelsäulen-Gelenks einstellen. Die sensorische Dynamik entwickelt sich spielerisch, sobald sich der Rücken vom Boden in angenehmer, sinnlich spürbarer Weise tragen lässt. Diese Art des angenehmen Kontakts wird sich im Körper bis an die obere Körperoberfläche ausbreiten. Die Augen sind geschlossen, ihr Gewicht wird nach und nach in den Augenhöhlen spürbar. Der Vorgang des Ausatmens beruhigt sich, er ist von der Unterstützung des Bodens getragen. Sobald diese innere Reise im Körper vom Rücken zur Vorderseite die gesamte Hautoberfläche erreicht hat, sind wir für die zweite Aktion bereit.

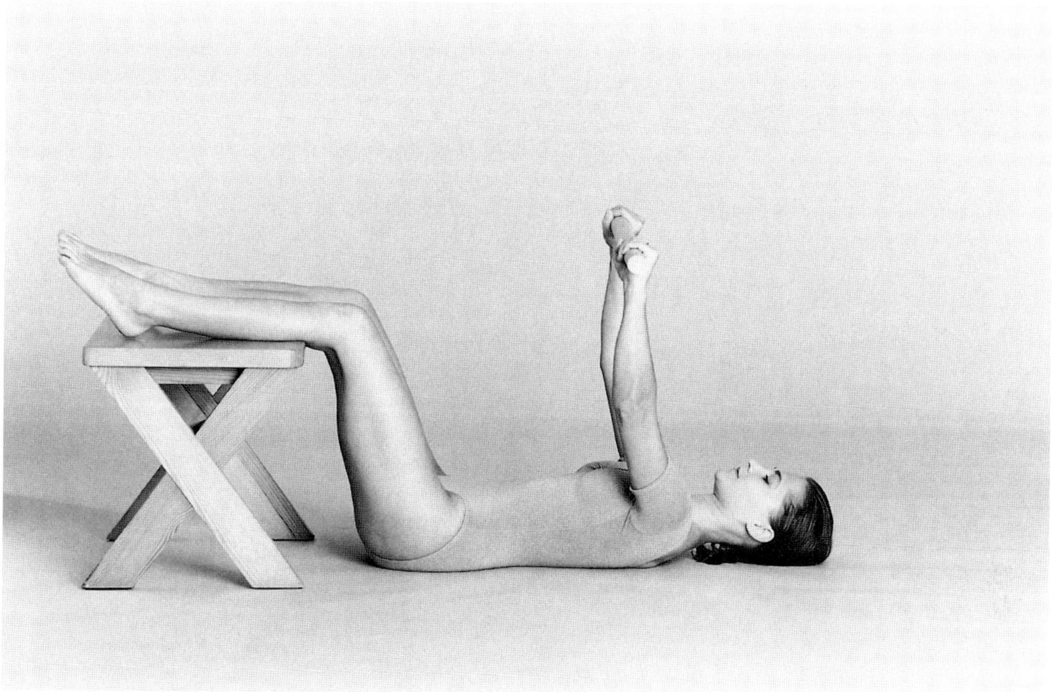

A2: Wir werden von dieser vorausgegangenen Dynamik profitieren, die die innere Hautfläche erreicht hat, und richten unsere Aufmerksamkeit nun auf den äußeren Kontakt mit der Luft. So als würden sich alle Poren der Haut an unserer Körpervorderseite von den Zehen bis zur Stirn öffnen, sind wir bereit, die Luft durch die Poren aufzunehmen. Diese Aktion macht nach und nach den Holzstab in unseren Händen leichter, er wird in einem Halbkreis aufsteigen und die Arme mit sich führen, so als würden diese am Holzstab hängen. Die ganze vordere Hautoberfläche vermittelt den Eindruck, als würde sie sich leicht anheben wie ein ganz leichtes Segel, das von innen wie von einem leichten Lufthauch bewegt wird. Diesmal sind die Augen offen und folgen der Bewegung des Holzstabs. Es ist wichtig, dass wir mit den Handflächen voll in Kontakt mit dem Rundholz bleiben, das wir umfassen.

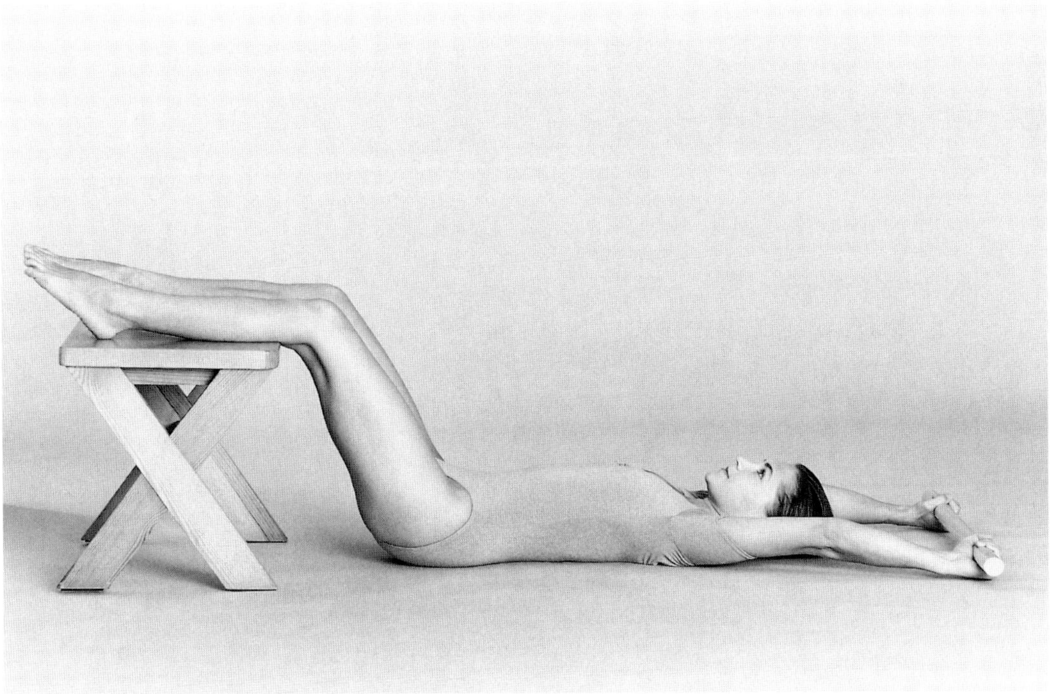

A3: Schon bevor der Stock am Ende seiner Reise ankommt und diese Aktion noch fortsetzt, richten wir unsere Aufmerksamkeit wieder auf unser Gewicht, auf den Kontakt mit dem Boden, und wir sind aufmerksam für das Gefühl des leichten Segels an der vorderen Körperoberfläche, das sich ganz langsam durch sein Eigengewicht wieder senkt. Ohne dass wir etwas tun um auszuatmen, geschieht das Ausatmen von selbst ohne eine willentliche Anstrengung, außer dass wir unsere Aufmerksamkeit auf unser Gewicht konzentrieren. Wir intervenieren dabei übrigens nicht direkt in den Atmungsvorgang, sondern vielmehr in den Übergang von einer Wahrnehmungsweise in die andere: von unserem Gewicht und Substrat zur Luft und zum Raum. Wesentlich ist, dass wir von einem zum anderen nicht abrupt gelangen, sondern im Gegenteil so, als würde eine Welle am Strand ankommen und schon gleichzeitig wieder ins Meer zurückfließen. Jeder Augenblick dieser Übung kann mehrere Atemzüge erfordern. Es hängt davon ab, wie viel Zeit Sie brauchen, um von einer Wahrnehmungsweise zur anderen gelangen.

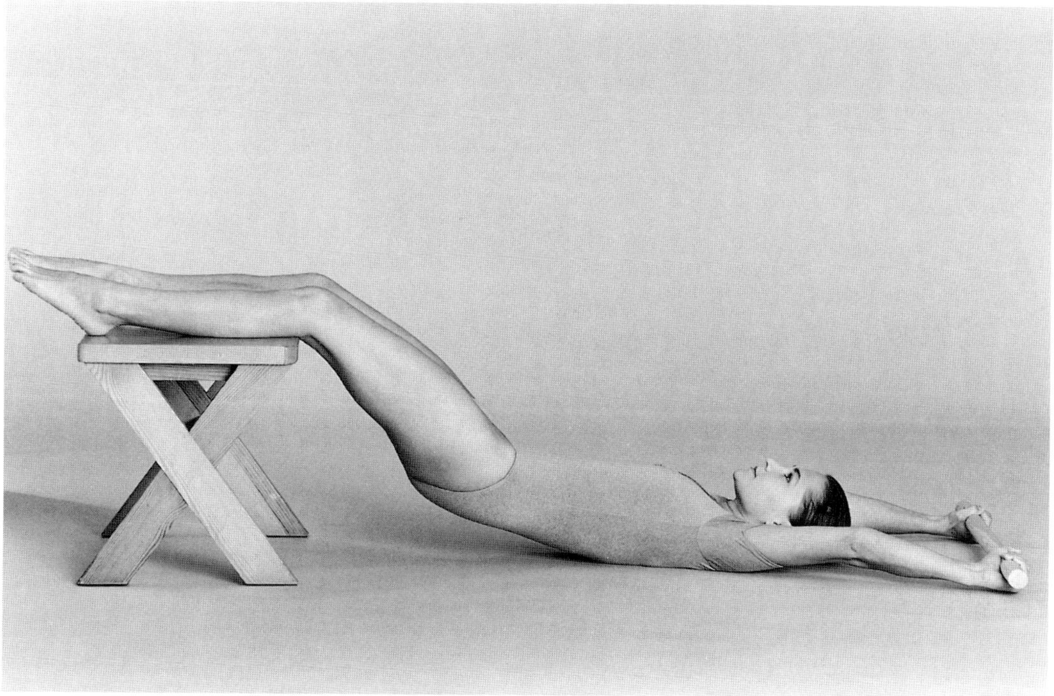

A4: Die Position des Stabes wird beibehalten, als würde er uns nach hinten ziehen, das Steißbein ist zur Bank hin ausgerichtet. Nach ein oder zwei Atemzügen in dieser Haltung nutzen wir das Körpergewicht, das sich beim Ausatmen stärker bemerkbar macht. Stützen Sie die Waden beim Ausatmen allmählich etwas mehr auf dem Hocker ab. Die Haut an der Vorderseite des Oberschenkels scheint sich leicht zu wölben, während ein Schweregefühl an der Unterseite spürbar bleibt. Nehmen Sie nun auch das Steißbein wahr, spüren Sie, wie es sich zur Bank streckt, und lassen Sie die Waden ganz schwer auf dem Hocker ruhen. Ihre Beine werden sich langsam anheben, dann folgen das Becken und die unteren Lendenwirbel. Dieser Vorgang geschieht ohne Anstrengung, die Bewegung wird lediglich durch die Aufmerksamkeit auf die gezielt gesteuerte Wahrnehmung ausgelöst. Sobald sich die Beine anheben, bleibt das Becken noch schwer; dann, wenn sich das Becken abhebt, bleiben die Lendenwirbel in ihrem Gewicht spürbar, bis auch sie sich abheben. Sie können die Bewegung zwischendurch auch anhalten, einatmen und dann beim Ausatmen weiterführen. Für jeden Körperteil steht die Wahrnehmung der Haut im Mittelpunkt. Spüren Sie hin in Ihre vordere Hautoberfläche und lassen Sie die Rückseite gleichzeitig schwer.

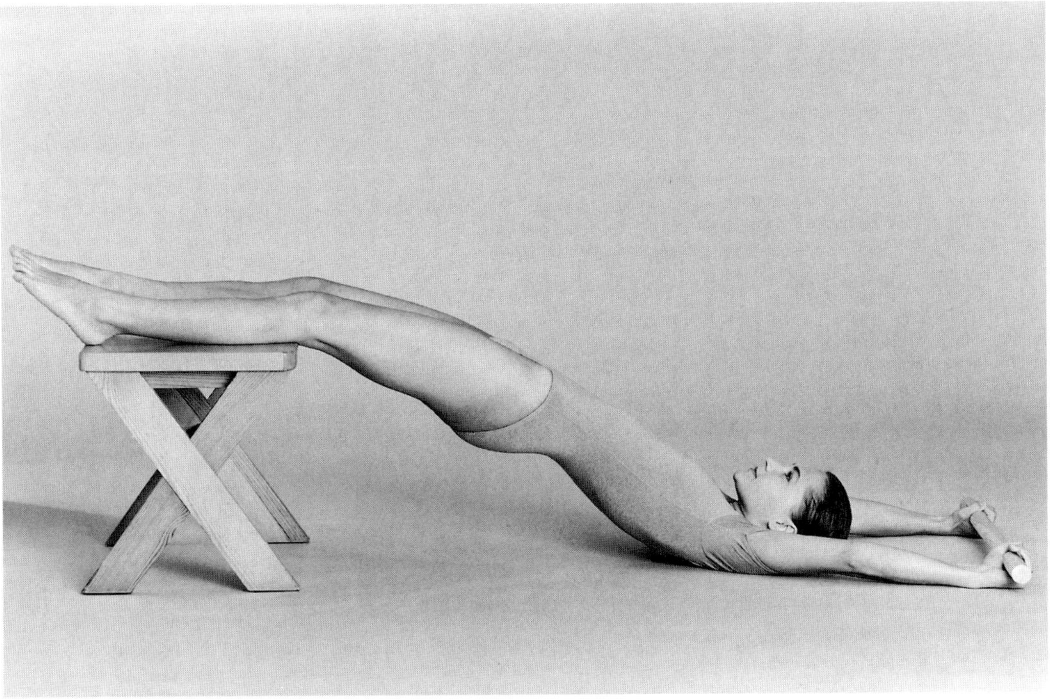

A5: Die Bewegung setzt sich über die oberen Lendenwirbel und den Brustkorb fort. Dieser hebt sich vom Boden ab, wobei weiterhin die entsprechende Wahrnehmung vorhanden ist. Es ist so, als würde uns der Stab ziehen. Während sich der Brustkorb langsam anhebt, gleitet der Stab am Boden entlang. Es kommt dadurch zu einer Dehnung des ganzen Körpers von den Knien bis zum Kopf. Im Einatmen kommen wir am Gipfelpunkt dieser Bewegung an. Mit dem einströmenden Atem wölbt sich unsere gesamte Haut. Achten Sie darauf, dass Sie die abgebildeten Fotos nicht zu streng nachahmen. Die Abbildungen sollen Ihnen lediglich eine Orientierung für Ihren eigenen Bewegungsablauf geben. Nehmen Sie sich die Freiheit Ihrer eigenen Wahrnehmung zu folgen, gehen Sie an Ihre Grenze des Streckvermögens und seien Sie einfach bereit für das angenehme Gefühl, das möglicherweise mit der Entdeckung neuer Empfindungen einhergeht. Wann immer wir eine Bewegung machen, geht dieser – ohne dass wir uns dessen unbedingt bewusst sind – eine Reihe von inneren Abläufen voraus. Diese Abläufe haben mit unserem Orientierungssinn und mit allgemeinen Rahmenbedingungen unserer Umgebung und unseres Körpers zu tun. Der so genannte Bewegungskortex, unsere innere Schaltzentrale, braucht das, um die Bewegung zu induzieren. Wenn wir eine gewohnte Bewegung verändern wollen oder neue Bewegungen entdecken, müssen wir uns mit unserer Wahrnehmung auseinander setzen. Die muskuläre Seite, die Anstrengung, ist gar nicht so wichtig. Und es geht wirklich nicht darum, eine äußere Form nachzumachen.

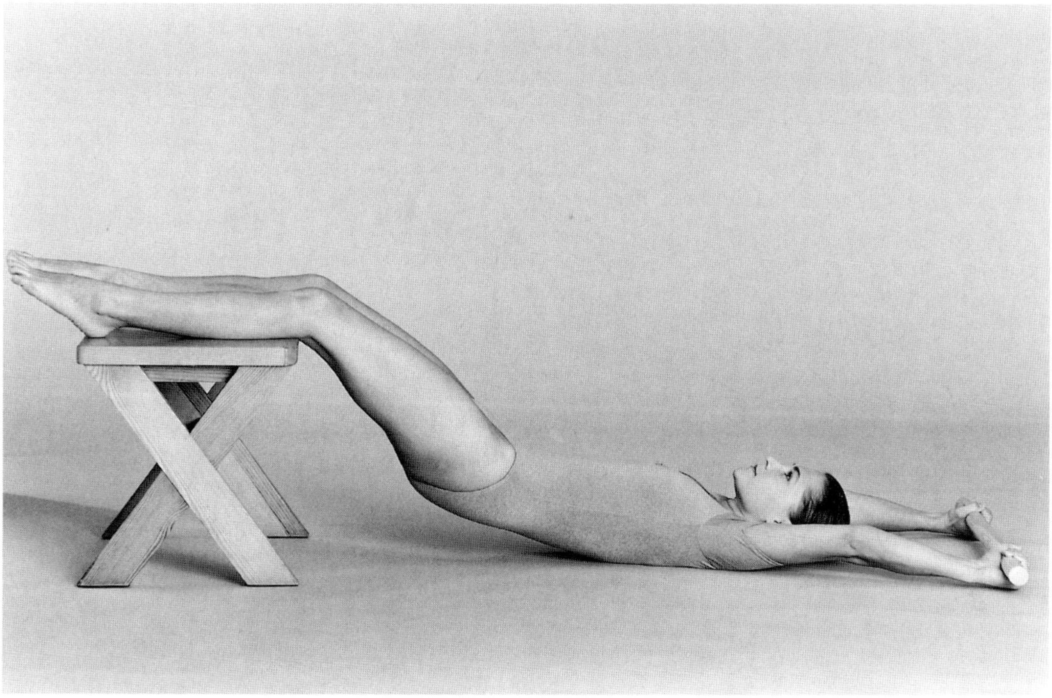

A6: Kehren Sie nun langsam in die Ausgangslage zurück, lassen Sie den Körper zum Boden zurücksinken, während Sie ausatmen. Sie können dabei auch wieder einatmen und nochmals ausatmen. Folgen Sie einfach Ihrem Rhythmus. Der Stab ist nun mit seiner Zugkraft noch wichtiger, weil Sie ihn als Stütze benötigen. Er wirkt so wie vorher das Gewicht der Füße am unteren Körperende auf dem Hocker. Nach und nach senkt sich der Brustkorb auf den Boden, dann der Rücken, dann die Lendenwirbel und schließlich das Becken. Lassen Sie sich auch etwas durch die Beine auf dem Hocker stützen. Sie benötigen – bildlich gesprochen – die Zugkraft des Stabs an einem Ende und die Stütze der Beine am anderen Ende, damit die Wirbelsäule wie eine Perlenkette, Glied für Glied, langsam zum Bodenkontakt zurückfindet. Konzentrieren Sie sich dabei ruhig zusätzlich auf die Körpervorderseite, die nach oben gleiten wird, bis das Gewicht der Rückseite allmählich die Oberhand gewinnt. Vielleicht spüren Sie, dass sich Ihre Wirbelsäule während dieser Übung ausgedehnt hat. Das Becken ruht dann etwas näher am Hocker als zu Beginn der Übung. Gönnen Sie sich noch etwas Zeit für ein paar ruhige Atemzüge.

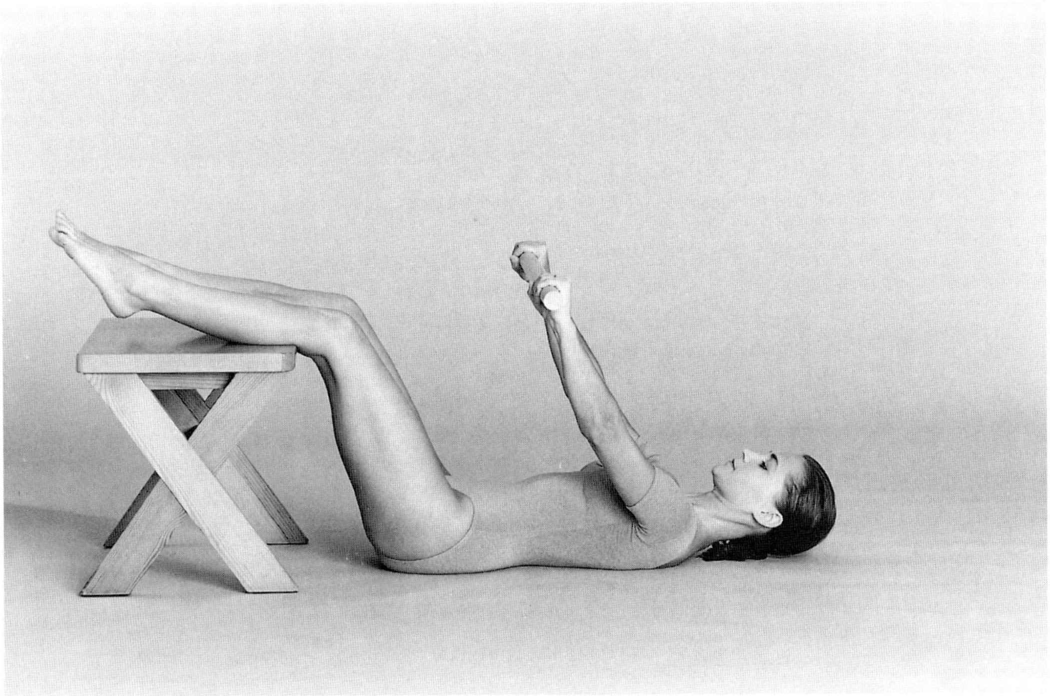

A7: Dem folgenden Augenblick, in dem sich zwischen dem Stab und der Zugkraft des Beckens eine Dehnung einstellt, sollten Sie zusätzlich etwas Aufmerksamkeit widmen. Der Stab entfernt sich jetzt zunehmend von Ihrem Kopf, die Arme dehnen sich, und die Dehnung greift auch auf Ihren Brustkorb und die Lendenwirbelgegend über. Strengen Sie sich bitte nicht an! Es geht nicht um Anspannung der Muskeln, sondern um Dehnung in Richtung des Stabs. Hat dieser den größtmöglichen Abstand in der Entfernung vom Körper erreicht, hebt er ab und beschreibt eine Kreisbewegung nach vorne. Sie schweben nun buchstäblich zwischen den Armen einerseits und den Beinen auf der Bank andererseits. Die Wirbelsäule hängt zwischen den Schulterblättern, sie werden durch die Arme gedehnt, das Kreuzbein ist zwischen den Hüften eingehängt und diese werden durch das Gewicht der Beine gedehnt. Am besten geht das während Sie ausatmen. Sie werden sich danach auf dem Boden sehr schwer fühlen.

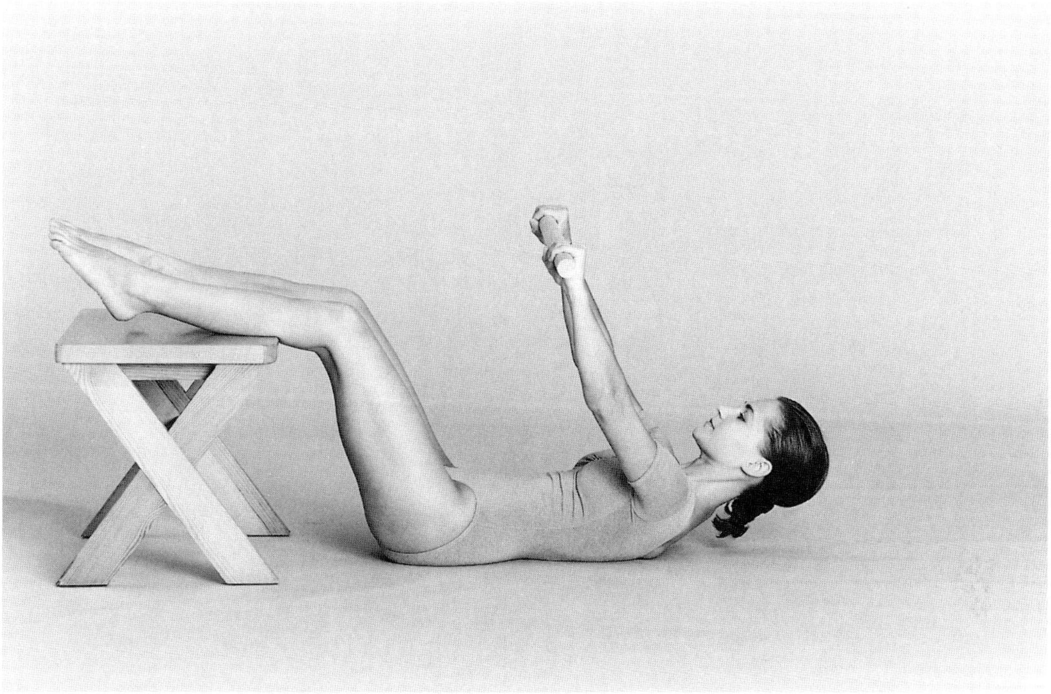

A8: Sobald Ihre Arme senkrecht stehen, setzen Sie die kreisförmige Bewegung fort und folgen dabei dem Stab, der weiter nach vorne und nach oben ansteigt, bis sich Ihr Kopf und auch die obere Partie des Brustkorbs schließlich anheben. Stellen Sie sich vor, dass Ihre Wirbelsäule hängt, dass Ihre Arme vom Stab gezogen werden und nicht Sie ihn schieben. Halten Sie diese Position für einige Sekunden und rollen Sie die Wirbelsäule dann auf dem Boden langsam zur Ausgangsposition zurück. Bei dieser Bewegung bedienen wir uns einer idealen Synergie, um die Bauchwand zu stärken. Die tief liegende Bauchmuskulatur wird stark aktiviert, während die Gewebeschichten im unteren Rücken gedehnt werden. Die Bauchoberfläche selbst sollte möglichst entspannt bleiben und sogar etwas einfallen, während die Muskeln, die ganz innen verlaufen, aktiviert werden. Auch während dieses Vorgangs kommt der sinnlichen Wahrnehmung auf den Ebenen des gesamten sensorischen Systems große Bedeutung zu. Wiederholen Sie die ganze Bewegungsfolge ein paar Mal. Jede Wiederholung steigert die Effektivität, da jedes Mal das Wahrnehmungsvermögen gefördert wird.

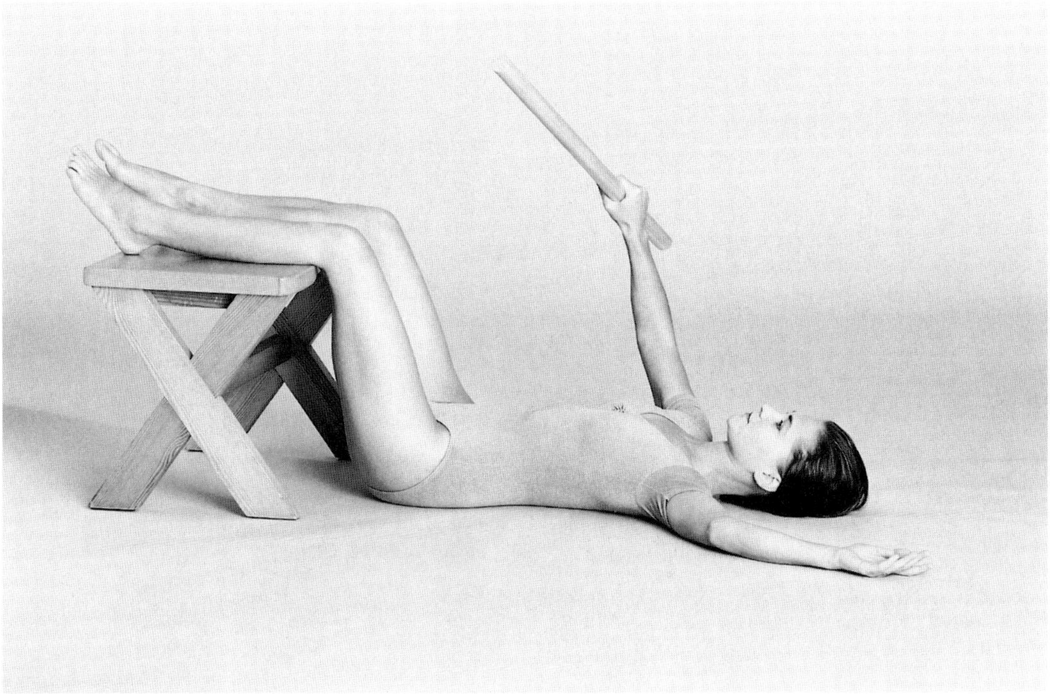

B. Zwischen Ich und Objekt, Annäherung und Entfernung: die aufbauende Spirale

B1: Die Drehung der gesamten Wirbelsäule, ausgelöst von der Bewegung der Hand, dann des Arms mit aktiver Abstützung der Beine auf der Bank, verkörpert die wichtigste Geste unseres Alltags. Diese grundlegende Bewegung beherrscht unseren Gang und die meisten unserer Handlungen wie etwa einen Gegenstand aufheben, wegstoßen, werfen, ziehen oder ganz einfach das Ausstrecken der Hand zum Gruß. In konzentrierter Form wird sie in Sportarten wie Tennis, Golf, Fußball und Kraulen vollzogen Die erste Übung, die wir vorgeschlagen haben, baute die Basis unseres Orientierungssystems, der Eigenständigkeit unseres Haltungs- und Atmungssystems, auf der Ebene von Flexion und Extension auf, wobei unser Bezug zu unterstützender Kraft und zum Raum abwechselte. Bei der Übung, die wir jetzt beschreiben, spielen die beiden Pole der Orientierung zusammen: eine Dynamik in der horizontalen Ebene und die Begegnung mit den Gegenständen der Welt. Die Spirale zeigt dabei unsere Handlungsfreiheit an, womit sich die Überschrift erklärt: Zwischen Selbst und Objekt. Wir nehmen die gleiche Ausgangsposition ein, doch der Gegenstand, der Stab, wird mit der rechten Hand vor unsere Augen gehalten. Er beschreibt eine kreisförmige Bewegung bis über den Boden auf der linken Seite, und zwar bis zu einer Ebene leicht unterhalb der Schultern und der Höhe zwischen den Schultern und dem Nabel.

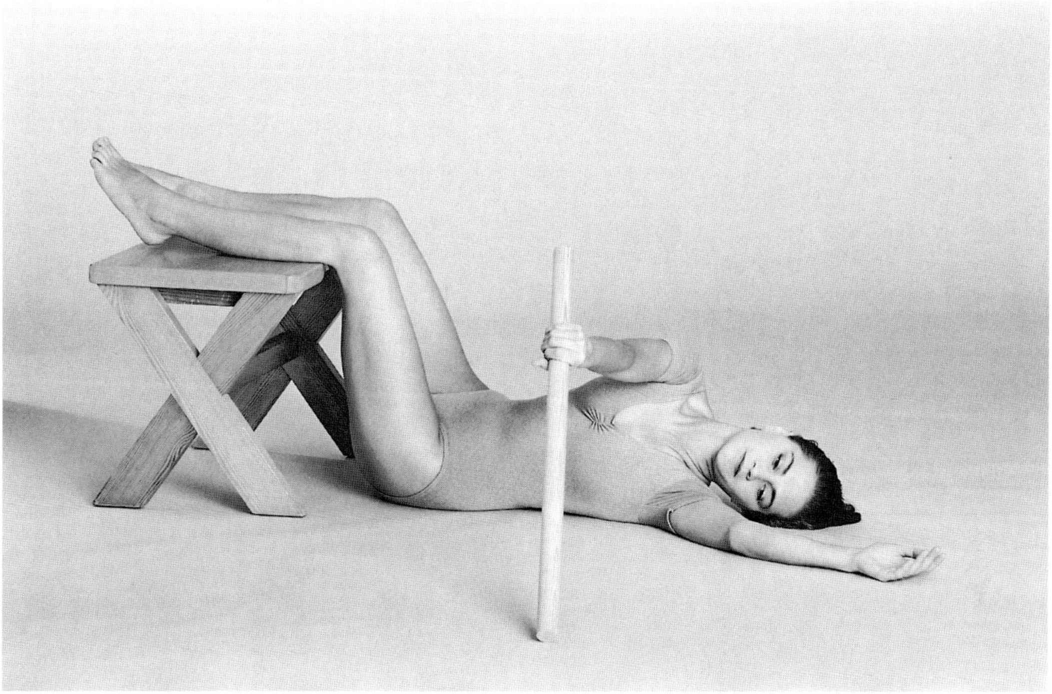

B2: Die Drehbewegung spielt sich anfangs folgendermaßen ab: Erst wird das Handgelenk gedehnt, dann der Ellbogen, dann die Schulter und schließlich der Brustkorb. Die erste Dehnung, die des Handgelenks, wird durch aktiven Halt des Stabs ermöglicht. Das Handgelenk zeigt in eine Richtung, und der Vorderarm und der restliche Körper werden in ihrem Gewicht spürbar. Derselbe Ablauf vollzieht sich am Ellbogen, allerdings sind hier die Hand und der Vorderarm mehr mit dem Stab verbunden, während der Arm als Ganzes sein eigenes Gewicht spürt. In dieser Weise läuft es Gelenk für Gelenk ab. Während der rechte Arm und die Schulter sich nach und nach dehnen, sollten das rechte Bein, der Fuß und die Wade mit genügend sanftem Druck auf dem Schemel für ein Gegengewicht sorgen. Dieser Druck erzeugt eine Gegenkraft in den Arm, die die Drehbewegung des Körpers als Ganzes ermöglicht. Übrigens läuft beim Gehen dasselbe ab: Während unser rechter Arm nach vorne schwingt und das linke Bein angehoben wird, drückt das rechte Bein gegen den Boden. Für die Dauer unserer Übungsfolge bleibt der Kopf passiv, er wird nur seinem Eigengewicht folgen. Und auch beim Gehen sollte der Kopf unabhängig von der Bewegung der Arme und Beine bleiben. Wenn Sie bei dieser Übung eine Spannung im Nacken spüren, sollten Sie ein Kissen unter den Kopf legen. So ist das Ganze angenehmer und bringt mehr Freude an der Bewegung.

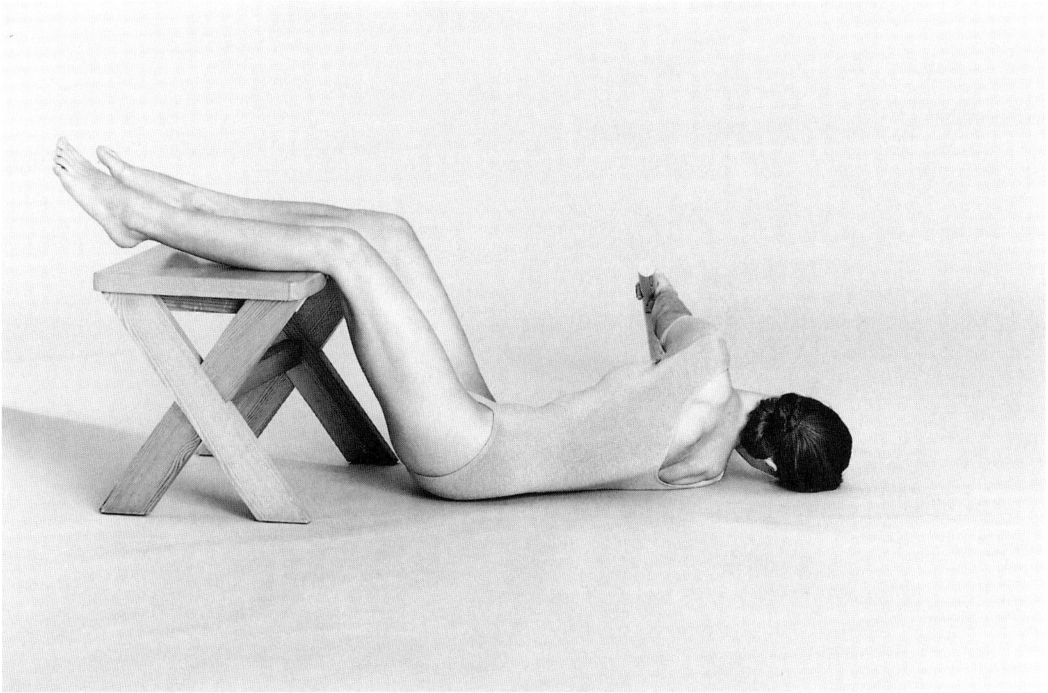

B3: Zur Verdeutlichung zeigt die Abbildung die Übung von hinten mit der linken Hand. Sie sollten die Übung jedoch vollständig mit jeder Hand ausführen. Haben der Arm und das Schulterblatt ihre maximale Streckung erreicht, wird der Brustkorb seinerseits all seine Gelenke nacheinander abrollen. Um diese Bewegung zu ermöglichen, gleitet der Stab über den Boden, aber nicht so, als würden wir ihn schieben, sondern als würde er uns ziehen. Das aktive Abstützen des Beines auf der Bank erzeugt das Gegengewicht zu der Kraft durch den Stab, wie die zweifache Bewegung eines Korkenziehers. Eine Bewegung geht von unten durch die Beine, eine andere von oben durch die Arme. Diese Bewegung, die mit dem oberen Brustkorb beginnt, wird sukzessive die Lendenwirbel erreichen und dann dazu führen, dass sich die Hüfte, auf der Seite, auf der wir den Stab halten, leicht hebt. Damit diese Bewegung jeden Wirbelbereich einbezieht, muss man bei der Übung sehr langsam vorgehen und sie nur beim Ausatmen fortsetzen. Machen Sie beim Ausatmen eine Pause, so dass das Zwerchfell dem Vorgang nicht entgegenwirkt. Auf diese Weise löst sich ein Zwischenwirbelbereich nach dem anderen, bevor er in eine leichte Drehung übergeht. Man braucht dafür kaum Kraft, vielmehr löst die bewusste Wahrnehmung des Gewichts und der Bewegungsrichtung die Bewegungsfolge aus. An jedem Gelenk kommt es zu einer Lösung, die durch gegensätzliche Richtungen entsteht. Der Stab ist wie ein Partner, der uns an der Hand zieht und uns damit erlaubt, jedes Gelenk nach und nach in einer Richtung gehen zu lassen, während das jeweils nächste noch das Gewicht behält und sich in seine eigene Richtung bewegt.

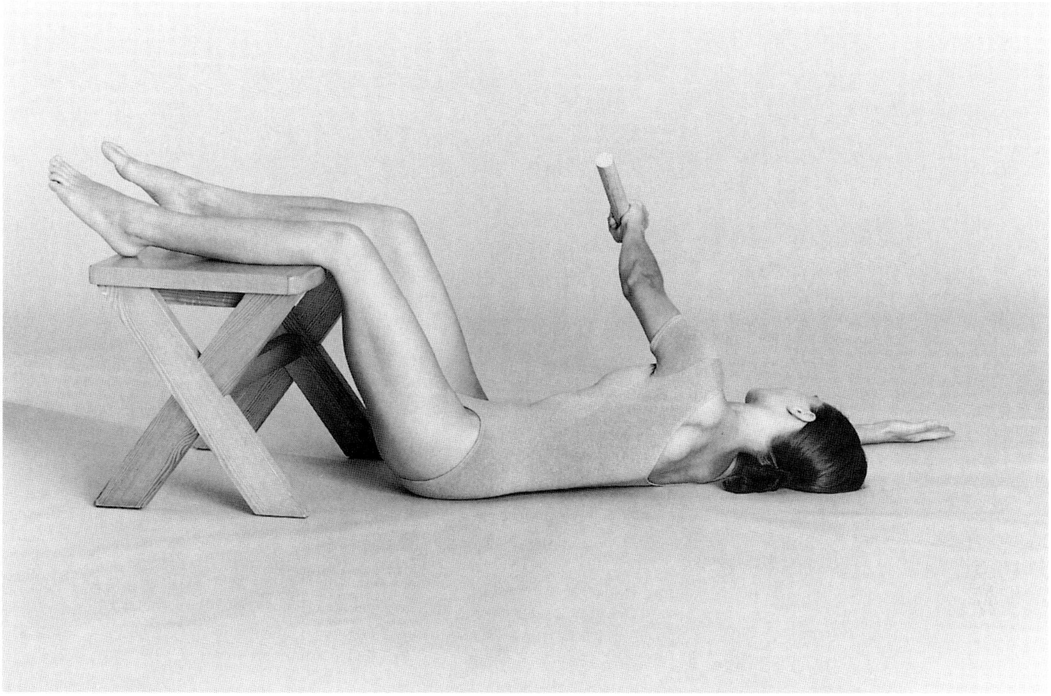

B4: Der letzte Teil der Übung besteht darin, in die Ausgangsposition zurückzukehren, wobei der Stab nun als Fixpunkt dient, während der Körper nach und nach auf den Boden zurückkehrt, von unten nach oben. Die Bewegung beginnt mit einem leichten Druck des linken Beins auf dem Hocker, und während der gesamte übrige Körper weiterhin vom Stab gezogen wird, legt sich zunächst nur die Hüfte auf den Boden, dann folgen die Wirbel, der Brustkorb, das Schulterblatt und schließlich der Arm. Der Stab ist jetzt mit einer kreisförmigen Bewegung zurückgekommen und befindet sich über uns. Im ersten Teil der Übung hat sich der Körper von oben gedehnt, nun stellt sich die Dehnung von unten ein. Folgen Sie mit Ihrem Blick dem Stab während des gesamten Bewegungsablaufs. Halten Sie Ihren Kopf entspannt. Durch die Orientierung im Raum wird das Einatmen erleichtert, und die Wahrnehmung des Eigengewichts fördert die Ausatmung. Dieses Spiel zwischen Selbst und Objekt öffnet einen Handlungsspielraum: Das Hingehen und die Rückkehr zu sich selbst.

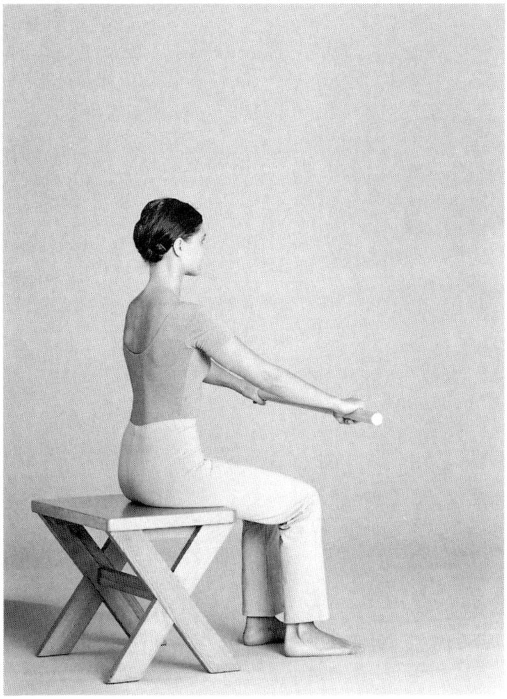
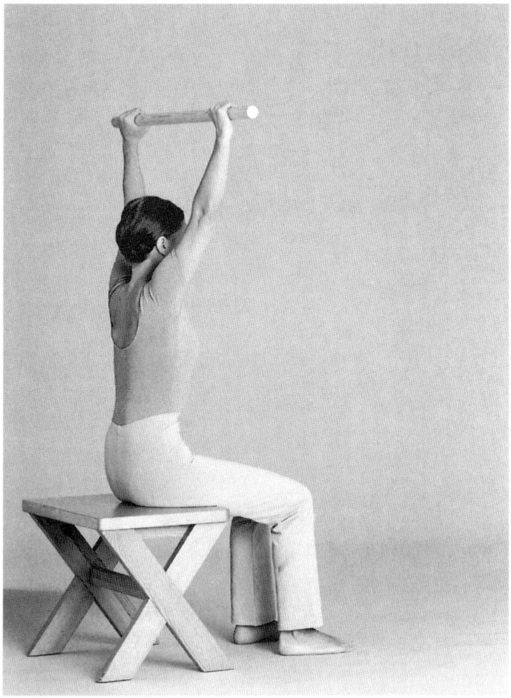

C. Die Konstruktion unseres Rückens und die Schwerkraft: Sitzen als aktiver Vorgang

C1, C2: Nun befinden wir uns in aufrechter Position, im vertikalen Schwerkraftfeld. In der Ausgangsposition sitzt man so, dass das Gewicht teilweise auf den vorderen Sitzhöckern und teilweise auf den Füssen ruht, die während des gesamten Ablaufs mitarbeiten. Setzen Sie sich möglichst an den vorderen Rand des Hockers. Achten Sie darauf, dass Ihr Becken leicht nach vorne geneigt ist. Optimal ist es, wenn keinerlei übermäßige Spannung mehr im Becken ist. Zu Anfang halten Sie den Stab mit beiden Händen fest, während er auf Ihren Knien ruht. Bevor Sie mit der Bewegung des Stabs nach oben beginnen, richten Sie Ihre Aufmerksamkeit auf den Beckenraum, spüren Sie, wie es schwer wird, konzentrieren Sie sich auch auf die Füße und lassen Sie sie in Ihrer Vorstellung in den Boden eindringen. Dann lassen Sie den Stab in einem Halbkreis aufsteigen. Stellen Sie sich vor, dass Ihre Arme gezogen werden. Vielleicht können Sie wahrnehmen, wie sich Ihr Rücken öffnet, der Abstand zwischen den Schulterblättern zunimmt, die Ellbogengelenke aber nicht in maximale Streckung gehen. Nachdem Sie die oben beschriebene Bewegung vollzogen haben, stellen Sie sich vor, Sie würden an dem Stab hängen, und wir fühlen das Gewicht des Beckens und der Beine. Die ganze Wirbelsäule wird sich dadurch ausdehnen. Indem der Stab nach oben wandert, ergibt sich ein tiefes Einatmen; atmen Sie jedoch nicht wirklich aktiv ein, das Einatmen wird vielmehr durch die Bewegung der Arme ausgelöst und vertieft. Sie selbst beobachten, fühlen, hören lediglich den Bewegungsfluss der Atmung.

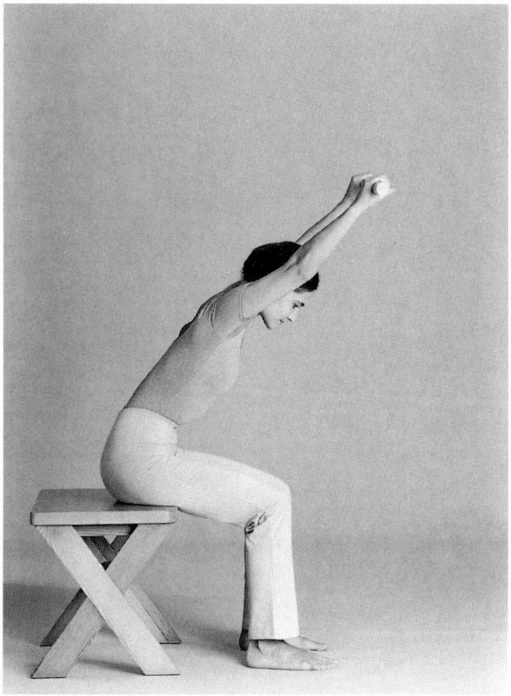 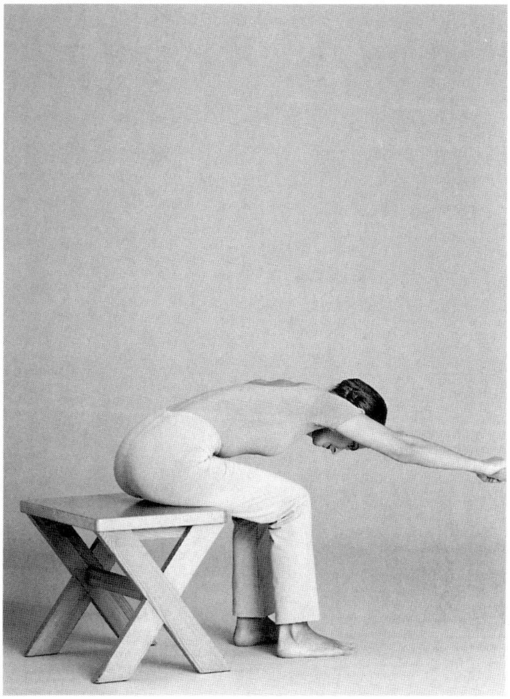

C3, C4: Das anschließende Ausatmen wird ausgelöst, indem Sie sich vorstellen, dass das Becken und die Beine noch schwerer werden, während Sie weiterhin buchstäblich an dem Stab oben hängen. Die Ausatmung vertieft sich durch die Bewegung nach vorne und nach unten. Die gesamte Wirbelsäule streckt sich durch und über die Arme hinaus; die Arme werden länger, einerseits durch den Stab, der sie in die Länge zieht, und andererseits durch das Kreuzbein, das zunehmend schwerer wird. Der Druck der Füße in den Boden nimmt zu, sobald Sie das Gewicht von den Sitzhöckern verlagern, die Füße wölben sich leicht vom Boden und fördern damit die Zugkraft des Kreuzbeins nach unten. Es ist nun fast so, als würde das Kreuzbein in den Hocker hineinsinken. Vor allem die Zehen werden eingesetzt, sie dehnen sich aus und drücken auf den Boden. Der Kopf streckt sich während der gesamten Bewegung in Richtung des Stabes. Um es nochmals zu wiederholen: Es handelt sich nicht um eine muskuläre Übung. Der eigentliche Motor der Bewegung ist die Wahrnehmung, die es übernimmt, in die einzelnen Richtungen zu steuern. Die Haltungsmuskeln des Rückens, also die Muskeln, die auf die Schwerkraft reagieren und wenig unserem Willen folgen, dehnen sich auf diese Weise aus und bringen damit die Bewegung nach vorne in Gang, ohne dass Sie die vorderen Beugungsmuskeln aktivieren müssen. Um es nochmals zu wiederholen: Achten Sie darauf, dass der Hocker hoch genug ist, damit das Hüftgelenk höher als das Knie ist. Und setzen Sie sich bei dieser Übung auf den vorderen Rand des Hockers.

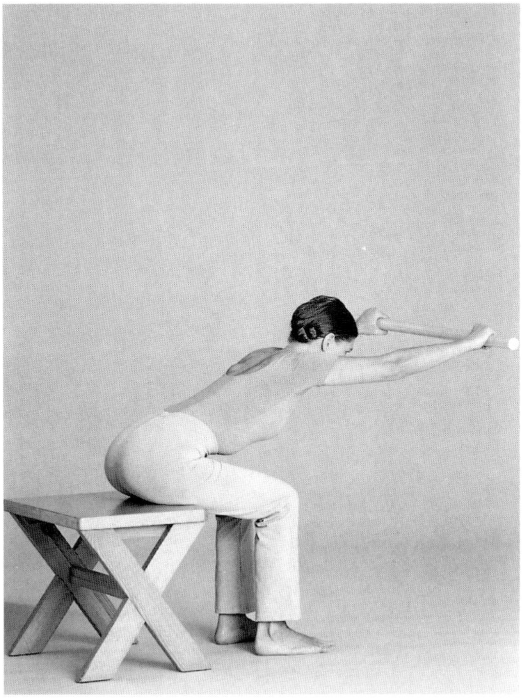 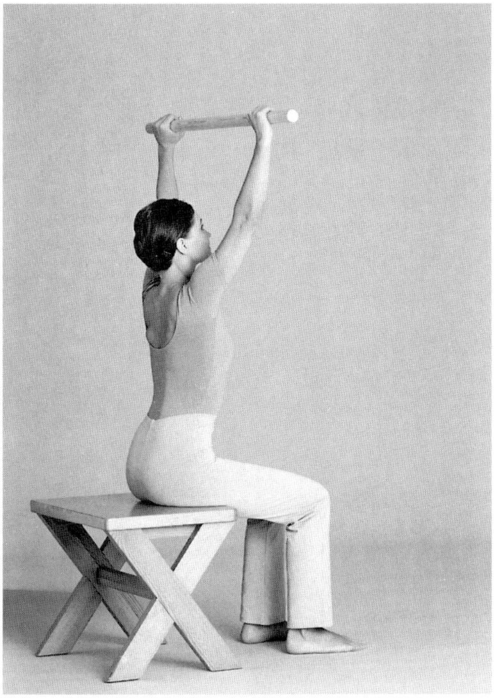

C5, C6: Diese Bewegung, die abermals zum Einatmen anregt, wird durch die Vorstellung in Gang gesetzt, dass das Steißbein, das nach unten gerichtet war, sich nach hinten und oben hebt. Das geschieht mit Hilfe der Füße, die nun Druck auf die Fersen geben. Diese Bewegung dehnt den Beckenboden; das Becken neigt sich nach vorn, und diese Neigung greift allmählich auf die Lendenwirbel über, dann auf den Rumpf und den Hals. Schließlich ist es so, als würde der Stab nach vorne ziehen und nach oben zu steigen beginnen. Die Wirbelsäule hängt nun gleichsam zwischen Stab und Steißbein. Die Hände und der Stab setzen ihren Weg nach oben fort, indem sie einen Kreisbogen beschreiben, und als würde er mitgezogen, folgt der übrige Körper mit der Wirbelsäule, die weiterhin nach vorne hängt. Wir erreichen eine aufrechte Sitzposition. Die Wirbelsäule, die sich nach vorne biegt, hängt an dem Stab; die Hände drücken den Stab weg und hängen zugleich an ihm. Der Kontaktbereich zwischen Händen und Objekt ist von großer Bedeutung: Man könnte sagen, dass die Art des Kontaktes, also gleichzeitig ein Wegdrücken, ein Darauf-zu-Bewegen und ein Daran-Hängen, die meisten Vorgänge auslösen wird, und die gesamte Haut der Hände und Finger sich sensorisch aktivieren muss. Bleibt ein Teil der Hand ohne aktiven Kontakt mit dem Stab, wird ein Teil des Körpers die Bewegung nicht mitmachen.

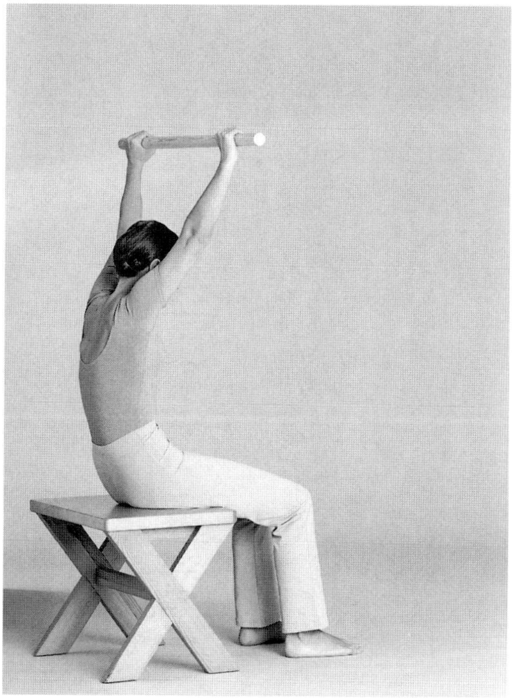 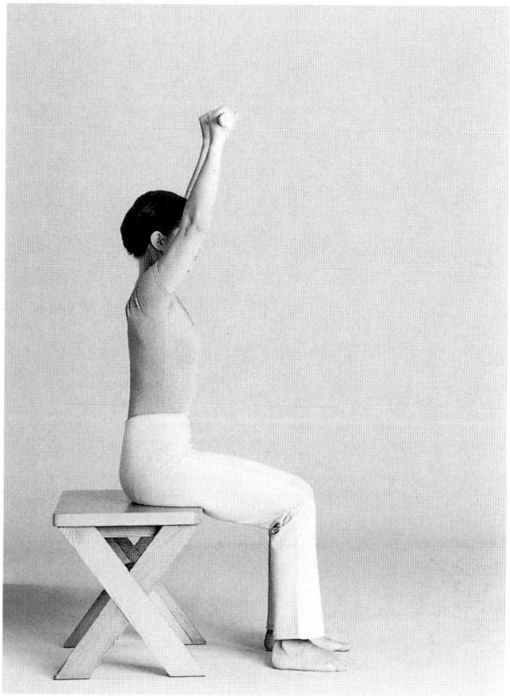

C7, C8: Wiederum kommen wir zum Ausatmen durch die Aktivität der Füße und der Zehen, die sich ausdehnen, als würden sie in den Boden sinken. Das Becken neigt sich nun nach hinten, danach die Lendenwirbel und der Rumpf. Die Hände und der Stab stellen dabei weiterhin einen aktiven Fixpunkt nach oben dar. Der Stab rührt sich praktisch nicht von der Stelle. Der Körper hängt am Stab. Das Becken bleibt so schwer wie möglich. Wir sind von einer Krümmung der Wirbelsäule nach vorne zu einer Krümmung nach hinten gelangt. Lassen Sie sich beim Ausatmen vom Stab nach oben und vorne ziehen. Die Muskeln im Becken sollten nun nicht angespannt sein. Der Körper hängt einfach am Stab. Atmen Sie nun tief ein und folgen Sie in Richtung des Stabs nach oben. Diese Bewegung, mit der die maximale Streckung des vorderen und hinteren Oberkörpers erforscht wird, führt uns in eine zentrale Position der Ruhe, wobei der Mittelpunkt durch das Erfahren der Extreme gefunden wird: Es stellt sich ein tonisches Gleichgewicht der muskulären Ketten an der Körpervorderseite und an der Rückseite ein. Auf diese Weise können Sie ein Gleichgewicht der Atmungsmuskulatur entdecken, indem Sie mit fließendem Übergang vom Einatmen zum Ausatmen und umgekehrt gelangen.

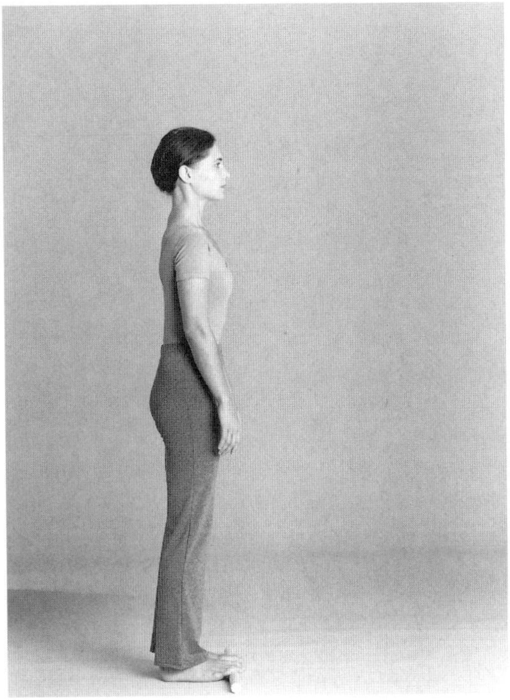 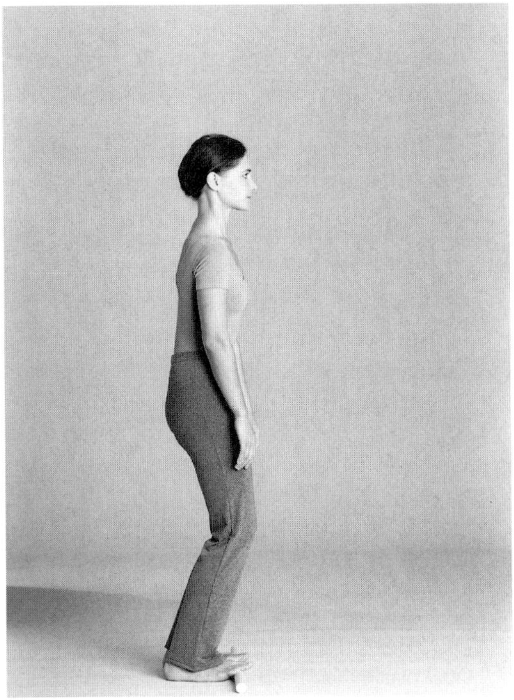

D. Die Füße mit dem gesamten Körper in Einklang bringen. Teil I

D1, D2: Bei dieser Bewegungsfolge, die in aufrecht stehender Position begonnen wird, befassen wir uns vor allem mit der Dynamik der Füße und ihrer Verbindung zum übrigen Körper. Der Stab, den wir hier benutzen, ist dünner, so dass wir ihn fast mit den Zehen umschließen können. Achten Sie darauf, dass das Gewicht leicht auf dem Vorderfuß ruht, damit der Hautkontakt der Zehenunterseite mit dem Stab möglichst groß ist. Beugen Sie dann die Knie nach vorne; halten Sie den Kopf nach vorne oben. Die Wirbelsäule wird damit zwischen Kopf und Knie gedehnt. Achten Sie darauf, dass das Becken nicht nach vorne kippt, das heißt, dass Ihr Kreuzbein in Richtung Boden zeigt. Vielleicht können Sie auch spüren, wie während dieser Bewegung die Ferse nach hinten rückt und wie sich die Fußsohle weiter ausdehnt.

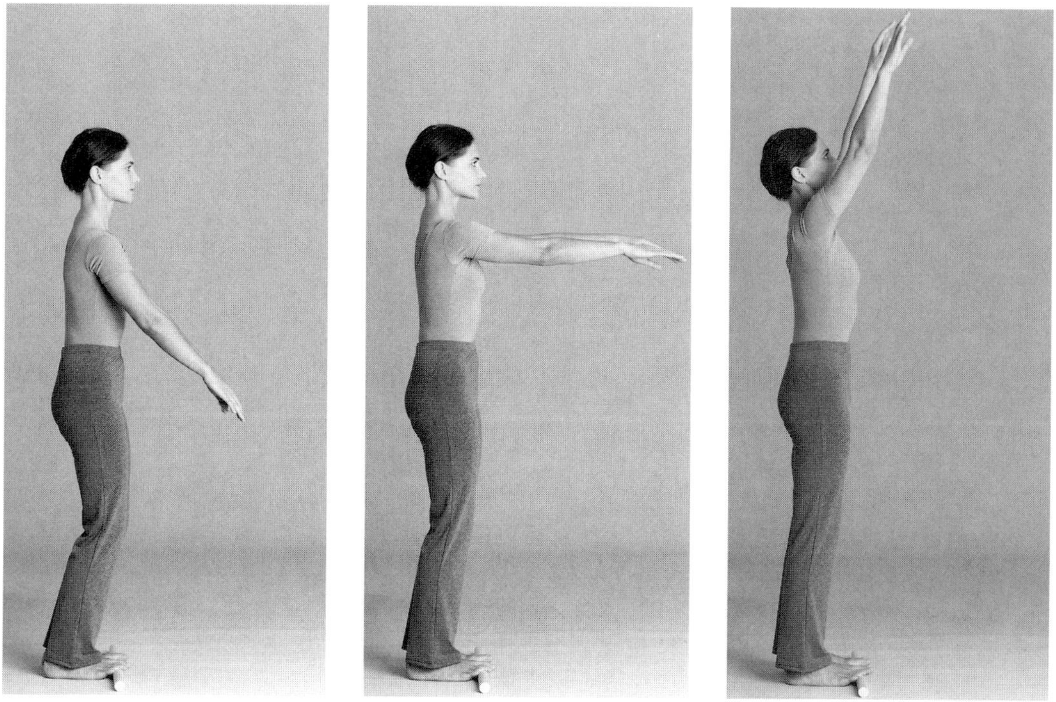

D3, D4, D5: Die eben beschriebene Bewegung folgte der Ausatmung und geht nun, in der folgenden Übung, in die Einatmung über. Wir richten uns wieder auf und beginnen dabei mit einem erhöhten Druck der Zehen auf den Stab und einer Bewegung der Arme nach vorne, die den Abstand zwischen den Schulterblättern größer macht. Während wir uns allmählich aufrichten, beschreiben die Arme einen Halbkreis nach oben und vor den Körper. Die Füße behalten ihre Streckung bei oder verlängern sie sogar noch. Steuern Sie diese Bewegung mit der Wahrnehmung. Orientieren Sie sich an der Ausrichtung des Kopfs nach oben und spüren Sie auch das Gewicht des Kreuzbeins nach unten. Nehmen Sie auch Ihr Gewicht in den Füßen wahr. Lassen Sie Ihre Füße richtiggehend in den Boden sinken; die Knie und die Oberschenkel sollten dabei so locker wie möglich sein. Wiederholen Sie die vollständige Sequenz noch vier Mal. Gehen Sie anschließend im Raum herum. Richten Sie Ihre Aufmerksamkeit auf den Bodenkontakt. Wie spüren Sie Ihre Füße jetzt? Lassen Sie Ihre Zehen aktiv sein! Bemerken Sie, wie der Fuß beim Gehen federnd abrollt? Es geht dabei aber nicht nur um die Füße. Diese Übung wirkt sich positiv auf die Funktion von Hüfte und Lendenwirbeln aus.

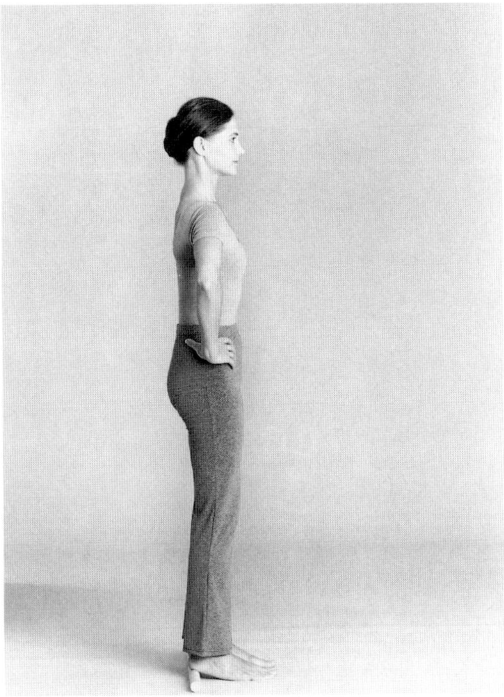

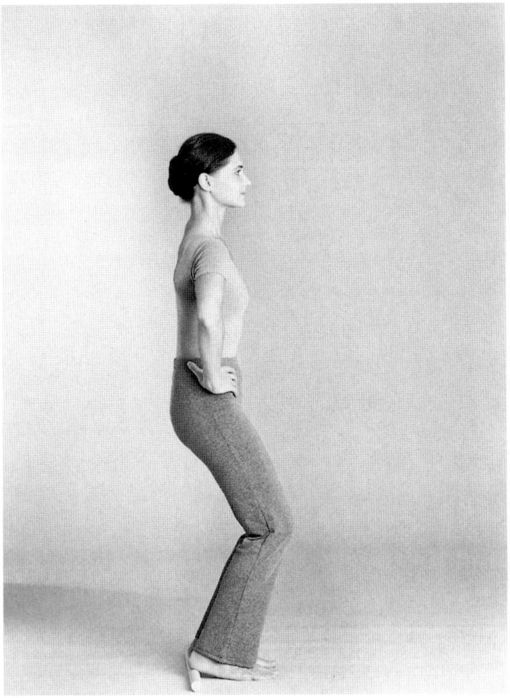

E. Die Füße mit dem Körper in Einklang bringen. Teil II

E1, E2: Diese Bewegungsfolge schließt sich an die vorausgehende an. Sie befasst sich vor allem mit der Ferse und der gesamten rückseitigen Muskulatur. Bringen Sie den Stab ganz nach hinten unter die Ferse und die Hände auf die Hüften. Drücken Sie das Becken ruhig etwas nach unten, während der Kopf nach oben wandert. Achten Sie darauf, dass das Gewicht auf dem Stab ruht. Spüren Sie, wie sich der Fuß nach vorne ausdehnt? Sobald Sie die Knie beugen, sollten Sie darauf achten, dass Ihr Kopf sich nach oben ausrichtet, wodurch der Fuß sich nach vorne strecken kann. Währenddessen drücken die Hände das Becken noch stärker nach unten, und die Ferse gibt Gewicht auf den Stab. Manchmal spürt man dabei, wie der Oberschenkelknochen und das Schienbein länger werden, während sich die Knie neigen. Halten Sie das Gewicht ständig auf dem Stab. Es ist so, als würden die Knie wie von selbst nach vorne wandern. Vielleicht bekommen Sie einen Eindruck der Verbindung zwischen Stab, Ferse und Ihrer gesamten Rückseite bis nach oben zur Schädelbasis.

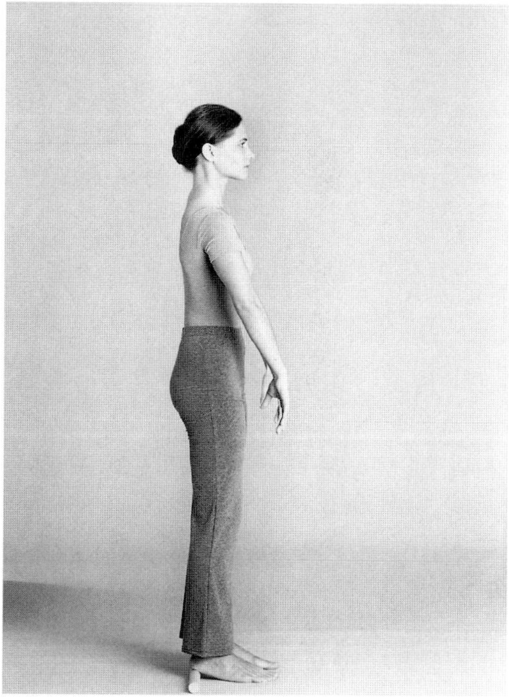

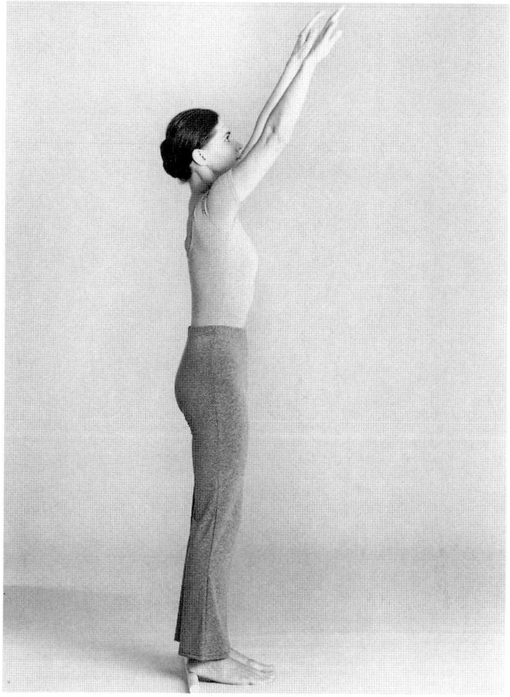

E3, E4: Drücken Sie mit den Fersen auf den Stock, bis die Beine gestreckt sind und lassen Sie den Kopf aufrecht. Spüren Sie, wie sich Ihre Körperrückseite ausdehnt? Bemerken Sie, dass Sie nun in Ihrer vollen Länge auf dem Stab stehen? Die Aufrichtung beginnt nicht in dem Augenblick, in dem die Beine sich abstoßen, sondern durch eine dynamische Ausdehnung des gesamten Rückens. Dabei hat man den Eindruck, als würden die Knie mit einer gewissen Verzögerung in ihre Ausgangsposition zurückkehren. Es ist fast so, als würden sie vom Becken gezogen, während die Fersen auf den Stab drücken. Nachdem die Beine wieder vollends aufgerichtet sind, lösen wir unsere Hände von den Hüften und lassen sie nach oben wandern, bis wir schließlich eine durchgehende Verbindung von den Händen bis zu den Fersen wahrnehmen. Innerlich vollzieht sich während dieser Übung etwas ganz Ähnliches wie beim Gehen: Es geht um das Wechselspiel zwischen dem Fersendruck, dem Sich-Abstoßen vom Boden und der dynamischen Aufrichtung des Rückens.

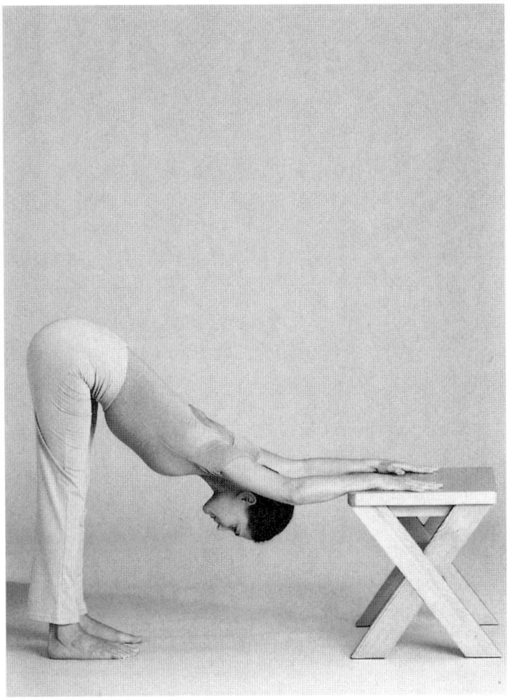

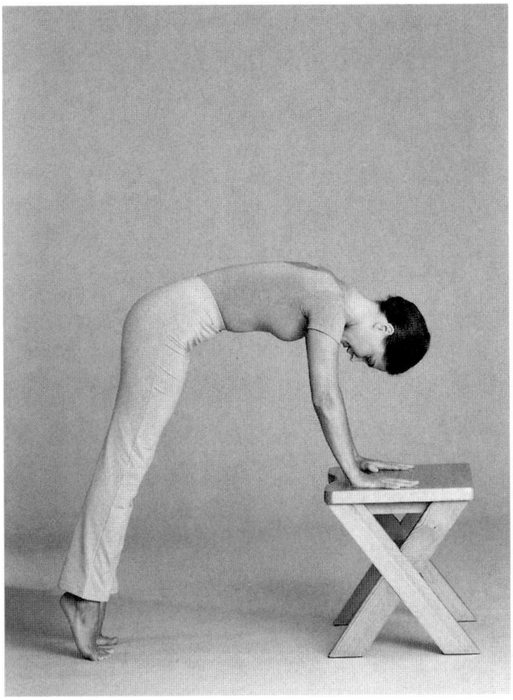

F. Die schwebende Wirbelsäule

F1, F2: Mit der folgenden Bewegung kommt unsere bisherige Arbeit zum Abschluss, indem wir unter Einsatz der Arme und Beine die Wirbelsäule befreien. Anfangs geht es um zwei gleichzeitige Dehnungen. Bringen Sie die Sitzknochen so hoch wie möglich, damit sich die Rückseite der Beine ausdehnen kann und lassen Sie den ganzen Oberkörper so nach vorne hängen, dass sich die Vorderseite des Rumpfs vom Schambein bis zum Kinn dehnt. Das Schambein wandert nach hinten zwischen die Beine, der Kopf nach vorne. Versuchen Sie so locker wie möglich zu bleiben, und lassen Sie den Bauch los. Geben Sie nun Druck mit Ihren Füßen in den Boden und mit den Händen auf den Hocker. Stellen Sie sich vor, dass die Wirbelsäule leichter wird, so, als würde sie aus dem Rücken nach oben und nach vorne schweben. Lassen Sie Ihr Gewicht allmählich von den Beinen auf die Arme kommen. In diesem Schwebezustand löst sich die Wirbelsäule von den Schultern und den Hüften. Wenn Sie genügend Druck mit den Händen und mit den Füßen geben, werden Sie noch mehr Dehnung in den Armen und den Beinen spüren. Auch unsere Augen sind daran beteiligt: Wir schauen wie ein Vogel von weit oben auf die Erde hinab.

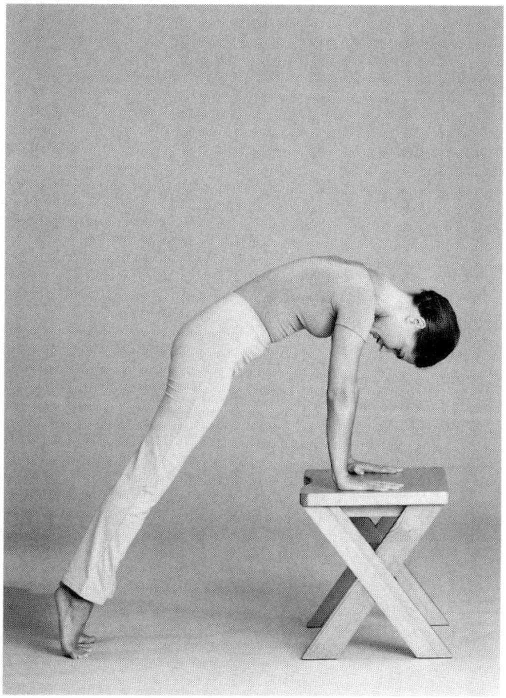

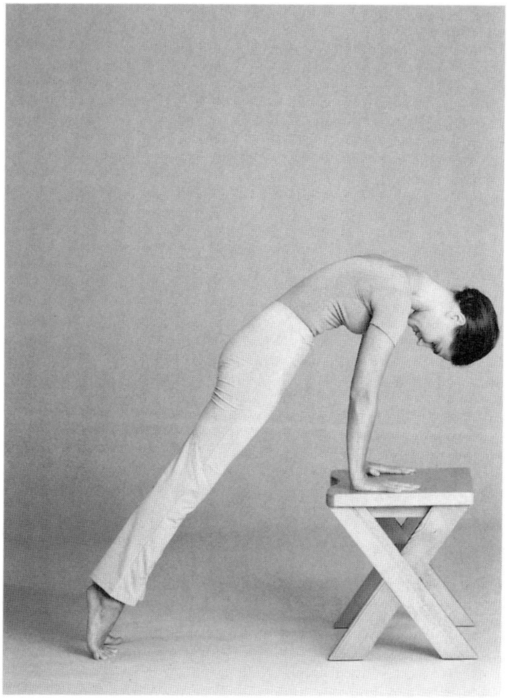

F3, F4: Lassen Sie allmählich noch mehr Gewicht in die Hände fließen, damit die Gelenke im Bereich der Hüfte und der Beine sich so weit wie möglich strecken können. Drücken Sie mit den Zehen noch mehr in den Boden, und schieben Sie die Wirbelsäule noch mehr nach oben und vorne, während das Kreuzbein schwer wird. Kommen Sie am Ende der Bewegung genau im umgekehrten Ablauf auf den Ausgangspunkt zurück. Lassen Sie jetzt Ihre Hände die Bewegung leiten. Die Handflächen sollten dabei möglichst schwer auf dem Hocker aufliegen. Dadurch schwebt die Wirbelsäule zwischen den Schulterblättern nach oben und hinten. Lassen Sie die Fußsohlen allmählich in vollen Kontakt mit dem Boden kommen und kehren Sie damit wieder zur Ausgangsposition zurück. Dies sollte sehr achtsam und bewusst geschehen. Das Gewicht gelangt dabei nach und nach wieder von den Händen auf die Füße. Wiederholen Sie diesen Ablauf mehrmals, gönnen Sie dem Vorgang genügend Aufmerksamkeit, damit die Bewegung immer leichter wird und alle Anstrengung um die Schultern und Hüften verschwindet. Gehen Sie anschließend im Raum umher. Spüren Sie, wie leicht alles rund um die Wirbelsäule geworden ist? Achten Sie auch darauf, wie Arme und Beine nun zusammenwirken.

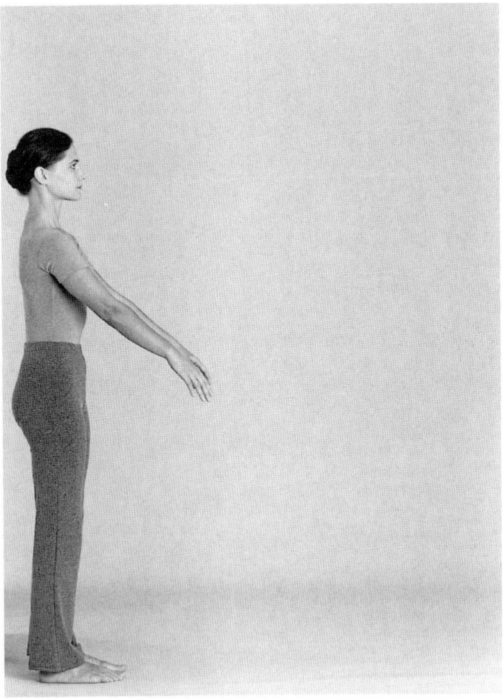 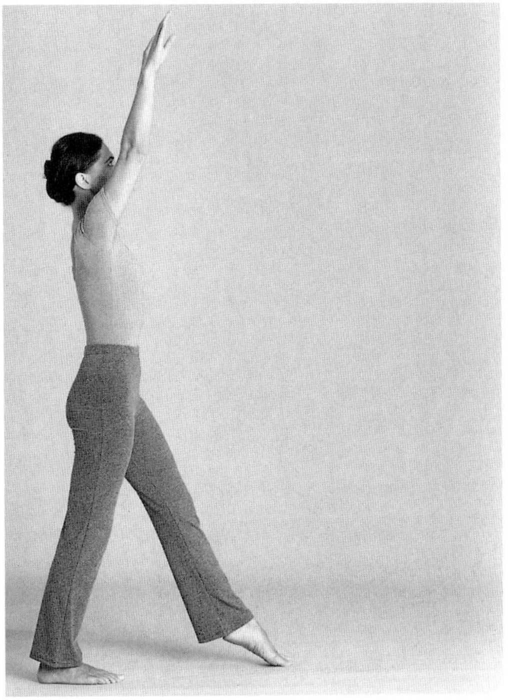

G. Der lange Schritt oder die Erweiterung des Raums

G1, G2: Die Elemente der vorausgegangenen Übungen kehren im folgenden Bewegungsablauf wieder, wobei wir aber nun mehr in den Raum hineingehen. Die Ausgangsposition erinnert an die beiden Übungen, die wir mit dem Stab unter den Zehen und unter der Ferse gemacht haben. Nehmen Sie nun eine Haltung ein, in der sich das Körpergewicht auf das gesamte Fußgewölbe bis zu den Zehenspitzen verteilt. Verstärken Sie den Druck der Füße und lassen Sie die Arme gleichzeitig nach oben kommen, als würden Sie den Stab noch in den Händen halten und von ihm gezogen. Diese Bewegung vollzieht sich sehr räumlich. Verlagern Sie zum Schluss das Gewicht auf das rechte Bein und lassen Sie das linke Bein nach vorne schwingen, als würde es von den Armen durch den ganzen Körper mitgezogen.

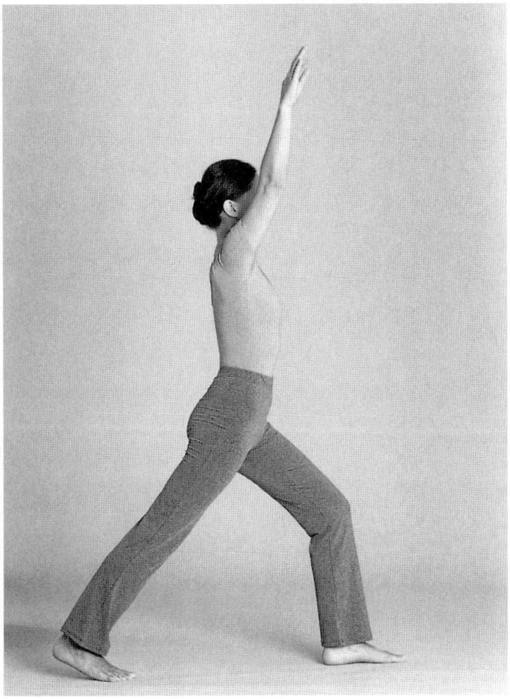

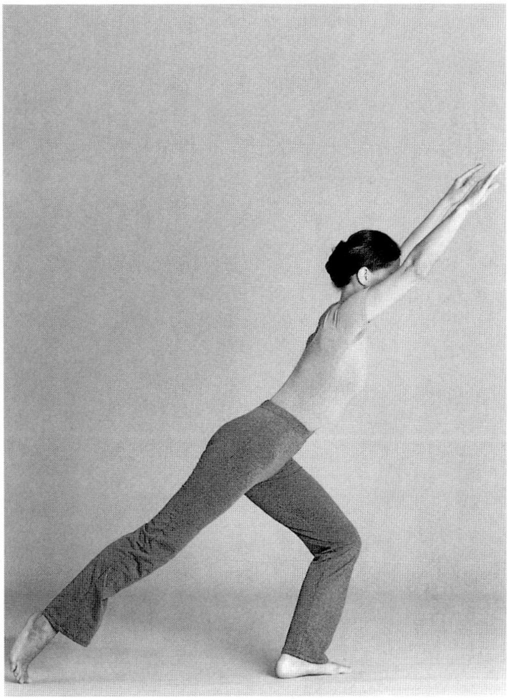

G3, G4: Verlagern Sie nun das Körpergewicht vollständig auf das vordere Bein; der Oberkörper streckt sich über dem Bein und wird von den Armen nach vorne in die Länge gezogen. Stellen Sie sich eine Verbindungslinie zwischen den Fingern der gestreckten Hände und dem hinteren Bein vor. Und lassen Sie in Ihrer Vorstellung diese Linie außerhalb Ihres Körpers weiter in den Raum verlaufen. Entlang dieser Linie wird das Gewicht gut auf dem vorderen Bein und Fuß verteilt. Die Spannung des tragenden Beines ist somit auf ein Minimum reduziert. Die Wahrnehmung der inneren Streckung und des Bezugs zum äußeren Raum gleichen sich aus.

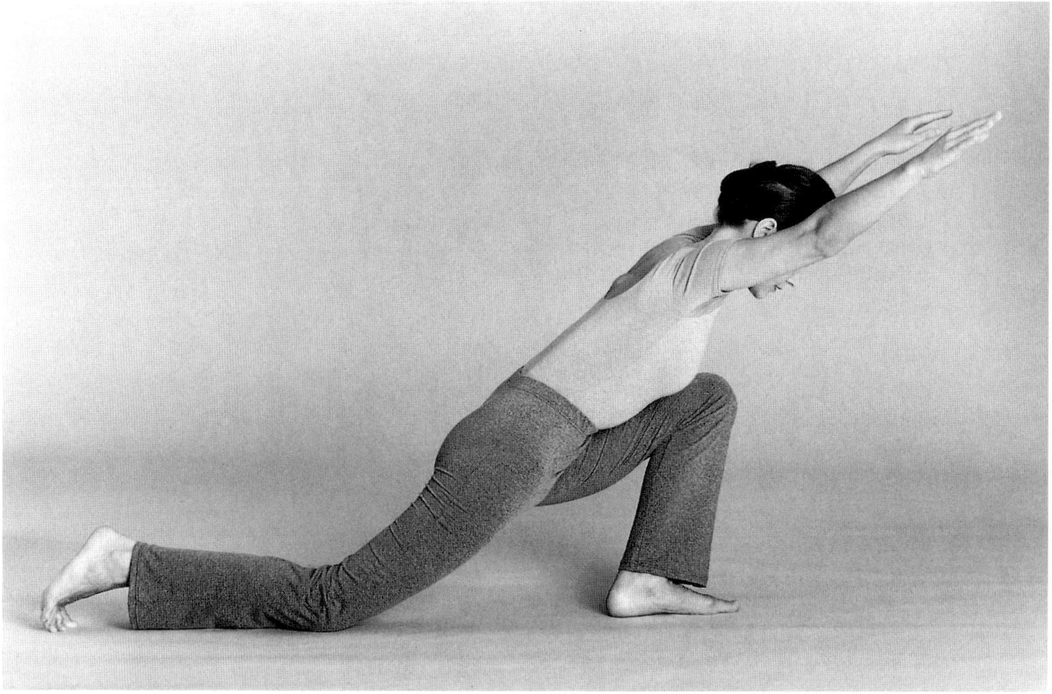

G5: Ausgehend von der eben erreichten Position neigen wir uns zum Boden. Das hintere Bein gleitet nach hinten, bis das Schienbein in Kontakt mit dem Boden kommt. Verstärken Sie die Streckung zwischen Kniekehle und Kopf. Die vordere und hintere Partie des Rumpfes werden dadurch in gleichem Maß, also symmetrisch gedehnt. Die Dehnung setzt sich bis in die Arme fort. Die Unterseite der Finger zieht die gesamte vordere Partie des Oberkörpers in die Länge, und die Oberseite der Hände den gesamten Rücken. Am Ende dieser Bewegung hat das Hüftgelenk seine maximale Streckung erreicht. Das Körpergewicht, das auf dem stützenden Bein ruht, verlagert sich auf dessen vordere Partie. Sie können die Zehen nun ganz deutlich spüren. Denken Sie noch einmal daran, dass es nicht um Kraftanstrengung geht. Die Dehnung wird immer von einem Loslassen der Haltungsmuskeln eingeleitet, was nicht so schwierig ist, wenn Sie sich am Boden und Raum orientieren.

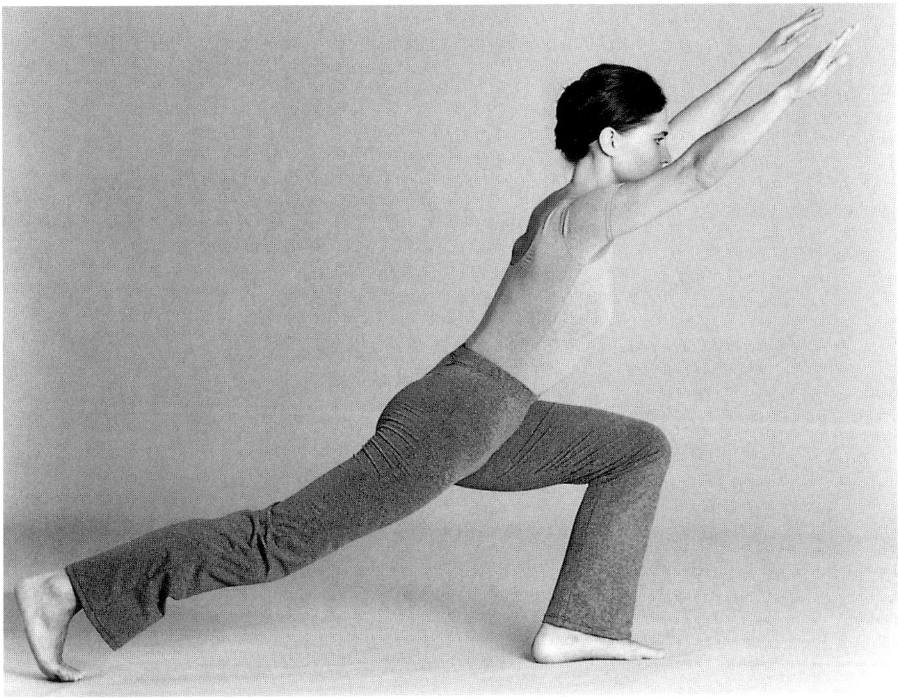

G6: Kehren Sie nach und nach zur Ausgangsposition zurück. Nutzen Sie dabei bewusst die Schwerkraft, indem Sie auf die sinnliche Wahrnehmung Ihres eigenen Organismus und die Orientierung im Raum achten. Der Vorderfuß öffnet sich noch mehr, um ein effektives Abstützen auf dem Boden zu gewährleisten. Sie fangen dadurch an, sich nach oben zu bewegen. Strecken Sie die Arme noch weiter nach vorne; die Zehen stützen sich dabei auf den Boden und die Ferse weicht so weit wie möglich nach hinten zurück. Dieses Zurückweichen der Ferse erzeugt eine Streckung des gesamten hinteren Beines, die bis zur Taille spürbar ist, also bis zu dem Punkt, an dem wir bereits die Streckung nach oben durch die Arme gespürt hatten. Zwischen diesen beiden entgegengesetzten Streckungen befinden sich der untere Rücken und der Bauchraum. Sie erreichen Ihre maximale Ausdehnung und werden gleichzeitig ganz leicht. Damit kehren Sie mühelos in die Ausgangsposition zurück.

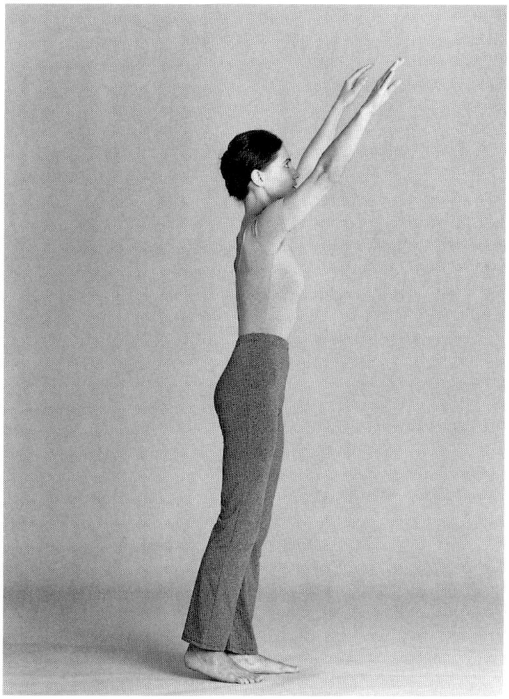 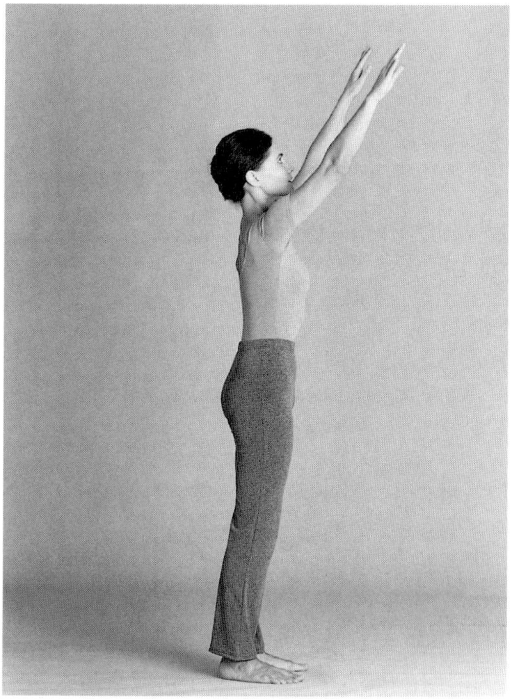

G7, G8: Lassen Sie nun, wie in der Ausgangsposition, die Arme nach unten sinken. Das hintere Bein nimmt seine ursprüngliche Position ein und übernimmt auch wieder einen Teil des Gewichts. Wiederholen Sie die Sequenz drei oder vier Mal auf jedem Bein. Die Bewegung läuft ähnlich ab wie beim Gehen. Allerdings werden die Muskel- und Faszienketten sehr stark gedehnt. Die Bedeutung der Aktivität der Füße und der Beine und die Koordinaten mit dem Rumpf und den Armen werden nochmals spürbar. Auch das ist für das Gehen von Bedeutung. Die Lendenwirbel funktionieren jetzt besser, da sie sowohl von oben, von der Ausrichtung des Körpers in den Raum, als auch von unten, durch den Kontakt mit dem Boden beeinflusst werden. Auch Ihr Orientierungsvermögen haben Sie nun erweitert; und zwar durch die Einbeziehung des Substrats, also der Erdung über den Kontakt der Beine mit dem Boden und das betonte Ausgreifen in den Raum.
Damit entfaltet sich der größtmögliche Bewegungsfluss, der uns zu einem breiteren Spektrum an Bewegungsmöglichkeiten verhilft.

Anhang

Literatur

Barral, Jean-Pierre, und Mercier, Pierre: *Viszeral Manipulation,* Seattle 1988.

Barral, Jean-Pierre: *Viszeral Manipulation II,* Seattle 1989.

Barral, Jean-Pierre, und Croibier, Alain: *Trauma. An Osteopathic Approach,* Seattle 1999.

Bernstein, Nicholas: *The Coordination and Regulation of Movements,* Oxford 1967.

Blechschmidt, Erich: *Wie beginnt das menschliche Leben. Vom Ei zum Embryo,* Stein am Rhein, Schweiz, 6. Aufl. 1989 (7. Aufl. in Vorbereitung).

Coppens, Yves: *Die Wurzeln des Menschen. Das neue Bild unserer Herkunft,* Stuttgart 1985.

Cramer, Friedrich: *Chaos und Ordnung. Die komplexe Struktur des Lebendigen,* Stuttgart 1988.

Darwin, Charles: *Der Ausdruck der Gemütsbewegungen bei dem Menschen und den Tieren,* Nördlingen 1986.

Eccles, John C.: *Die Evolution des Gehirns – die Erschaffung des Selbst,* 2. Aufl. München–Zürich 1993.

Feldenkrais, Moshe: *Das starke Selbst. Anleitung zur Spontaneität,* Frankfurt 1992.

Feldenkrais, Moshe: *Die Entdeckung des Selbstverständlichen,* 2. Aufl. Frankfurt 1985.

Flury, Hans: *Die neue Leichtigkeit des Körpers. Grundlagen der normalen Bewegung. Übungen und Selbsthilfe für Alltag und Freizeit,* München 1995. (Beim Verlag vergriffen. Das Buch ist noch erhältlich bei: Schweizerische Gesellschaft für Strukturelle Integration – SGSI – Badenerstrasse 21, CH-8004 Zürich.)

Flury, Hans, und Harder, Willi: The Tilt of the Pelvis, in: *Notes on Structural Integration* 88/I, Zürich 1988 (erhältlich bei SGSI).

Flury, Hans: Structural Levels at the Pelvis, in: *Notes on Structural Integration* 87/I, Zürich 1987 (erhältlich bei SGSI).

Flury, Hans: Structure and its Integration. The possible Meaning of the Terms, in: *Notes on Strucutral Integration* 89/I, Zürich 1989 (erhältlich bei SGSI).

Goldfield, Eugene C.: *Emergent Forms. Origins and Early Development of Human Action and Perception,* New York–Oxford 1995.

Goodwin, Brian: *How the Leopard changed its Spots. The Evolution of Complexity,* New York–London–Toronto–Sydney–Tokyo–Singapure 1994.

Greenman, Philip E.: *Principles of Manual Medicine,* Baltimore 1989.

Haken, Hermann, und Haken-Krell, Maria: *Erfolgsgeheimnisse der Wahrnehmung. Synergetik als Schlüssel zum Gehirn,* Stuttgart 1992.

Heine, Hartmut: *Lehrbuch der biologischen Medizin. Grundregulation und Extrazelluläre Matrix – Grundlagen und Systematik,* 2. überarbeitete und erweiterte Auflage, Stuttgart 1997.

Leakey, Meave, und Walker, Alan: Frühe Hominiden, in: *Spektrum der Wissenschaft,* Dossier: Die Evolution des Menschen, Heidelberg o.J.

Liem, Torsten: *Kraniosakrale Osteopathie. Ein praktisches Lehrbuch,* Stuttgart 1998.

Liem, Torsten: Die Dura mater spinalis und ihre Beziehungen, in: *Osteopathische Medizin. Zeitschrift für ganzheitliche Heilverfahren,* Heft 1/2000, S. 15–20, Jena 2000.

Liem, Torsten, und Tsolodimos, Christine: *Osteopathie. Die sanfte Lösung von Blockaden,* 3. Aufl. München 2000.

Magoun, Harold Ives: *Osteopathy in the Cranial Field,* Kirksville 1966.

Maitland, Jeffrey: *Spacious Body. Explorations in Somatic Ontology,* Berkeley 1995.

Morton, Dudley J.: *Human Locomotion and Body Form. A Study of Gravity and Man,* Baltimore 1952.

Moore, Keith L., und Persaud, T.V.N.: *Embryologie. Lehrbuch und Atlas der Entwicklungsgeschichte des Menschen,* Stuttgart 1996.

Novalis: Werke, *Tagebücher und Briefe Friedrich von Hardenbergs,* hrsg. v. Hans-Joachim Möhl und Richard Samuel, Bd. 2: *Das philosophisch-theoretische Werk,* München und Wien 1978.

Perls, Frederick S.: *In and out the Garbage Pail,* New York 1969.

Rauber/Kopsch: *Anatomie des Menschen, Lehrbuch und Atlas,* Band I *Bewegungsapparat,* hrsg. von B. Tillmann und G. Töndury, Stuttgart–New York 1987.

Reichholf, Josef H.: *Erfolgsprinzip Fortbewegung. Die Evolution des Laufens, Fliegens, Schwimmens und Grabens,* München 1992.

Rolf, Ida P.: *Rolfing – Strukturelle Integration. Wandel und Gleichgewicht der Körperstruktur,* hrsg. und bearb. von Peter Schwind, 2. Auflage, München 1997.

Rolf, Ida P.: *Rolfing im Überblick,* Paderborn 1993.

Schleip, Robert: *Der aufrechte Mensch. Übungen für eine gelöste Körperhaltung und einen natürlichen Gang,* Kreuzlingen–München 2000.

Schwind, Peter, und Schmidinger, Sebastian: The Temporo-Mandibular Joint in the Combined View of a Dentist and a Rolfer, in: *Notes on Structural Integration* 87/I, Zürich 1987 (erhältlich bei SGSI).

Sutherland, William G.: *Teachings in the Science of Osteopathy,* edited by Anne Wales, D.O., Sutherland Cranial Teaching Foundation 1990.

Upledger, John E.: *Auf den inneren Arzt hören. Eine Einführung in die Craniosacral-Arbeit,* Kreuzlingen–München 1999.

Wolpert, Lewis: *The Triumph of the Embryo,* Oxford–New York–Tokyo 1991.

Zu den Autoren

Dr. phil. Peter Schwind, Rolfer und Heilpraktiker, hat seine akademische Ausbildung an den Universitäten von München, Aix-en-Provence und Hamburg absolviert. Seine Ausbildung in Rolfing hat er am von Ida P. Rolf begründeten Rolf Institute in Boulder, Colorado erhalten. Er wurde 1985 als erster Europäer als Lehrer an das Rolf Institute berufen und ist seit 1999 Advanced Instructor.

Neben seiner Praxistätigkeit lehrt Peter Schwind im internationalen Ausbildungsprogramm des Rolf Instituts und der European Rolfing Association e. V. in München.

Zusammen mit dem französischen Osteopathen Jean Pierre Barral, D. O. hat er die MÜNCHNER GRUPPE für interdisziplinäre manuelle Behandlungsformen gegründet, die sich fachübergreifend mit manuellen Heilverfahren beschäftigt und im Rahmen von Fortbildungsveranstaltungen den Dialog zwischen komplementärer Medizin und Schulmedizin fördert.

Anschrift:

MÜNCHNER GRUPPE
für interdisziplinäre manuelle Behandlungsformen

Therapiezentrum am Englischen Garten
Königinstraße 35 a
D-80539 München

Telefon (0 89) 26 62 09
Fax (0 89) 2 01 15 47
E-Mail: Muenchner-Gruppe@gmx.de
Internet: www.muenchnergruppe.de

Hubert Godard wandte sich nach seiner erfolgreichen Laufbahn in klassischem und modernem Tanz umfangreichen Forschungen über menschliche Bewegung zu. Er beschäftigte sich vor allem mit der Alexandertechnik, der Funktionellen Integration von Moshe Feldenkrais und der Arbeitsweise von Pilates und absolvierte seine Ausbildung zum Rolfer beim Rolf Institute.

In Zusammenarbeit mit Chirurgen und Neurologen arbeitet Hubert Godard seit 1988 in Krankenhäusern für das Nationale Forschungsinstitut in Mailand, vor allem zu Fragen der Rehabilitation von Brustkrebspatientinnen.

1990 wurde er als Leiter der Fakultät für Tanz an der Universität VIII in Paris berufen. Hubert Godard ist als Lehrer für Bewegung Fakultätsmitglied beim Rolf Institute.

E-mail: hgodard@micronet.fr

Rolfing® wird von Certified Rolfern praktiziert, die ihre qualifizierte Ausbildung beim von Ida P. Rolf gegründeten Rolf-Institute und der European Rolfing Association erfolgreich abgeschlossen haben. Die Bezeichnung Rolfing® ist als Dienstleistungsmarke rechtlich geschützt.

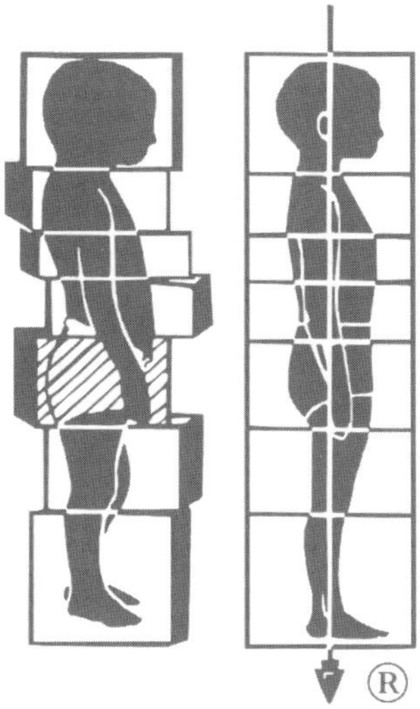

Die internationale Adressenliste von ausgebildeten Rolfern und die Ausbildungsrichtlinien der European Rolfing Association e. V. sind erhältlich bei:

European Rolfing Association e. V.
Kapuzinerstraße 25
D-80337 München

Telefon (0 89) 54 37 09 40
Fax (0 89) 54 37 09 42
E-Mail: rolfingeurope@compuserve.com
Internet: www.rolfing.org

Geschäftsstelle Schweiz:
Telefon (08 78) 80 01 30
E-Mail: info@rolfing.ch